RECREAMENTE VOL. 1

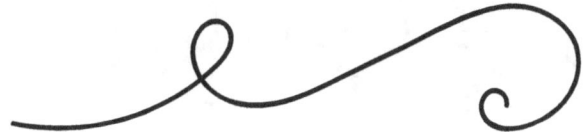

Estimula tus neuronas jugando!

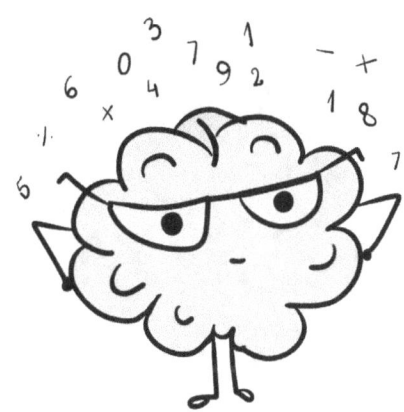

Lic. Luisella Guerrero

Copyright © 2024 Luisella Guerrero
Todos los derechos reservados.
ISBN: 9798343535655

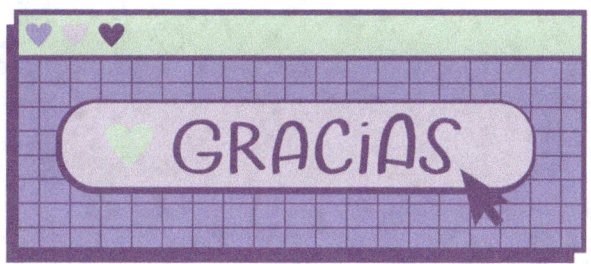

Gracias por adquirir este cuadernillo de actividades para estimular y mantener en forma tu cerebro.

Este cuadernillo es la suma de las diversas actividades mensuales que puedes adquirir en mi Eduki. Ahora puedes tenerlas en formato físico en estas pequeñas compilaciones.

Es importantísimo mantener saludable tanto nuestro cuerpo como nuestro cerebro y es por eso que armé este libros para que puedas mantenerte entretenido y en forma de manera simple y divertida.

A su vez estas actividades pueden ser utilizadas por terapeutas para que incorporen en sus sesiones individuales y/o grupales.

La idea de estas actividades es que puedas estimular tus funciones cognitivas como el lenguaje, la memoria, la atención, etc. Así que verás diversos ejercicios y actividades, no todas son crucigramas o sopas.

Por último todas las imágenes son de CANVA PRO, FLATICON o FREEPIK y las actividades están realizadas por mi misma.

Si te gustan mis materiales, te invito a que me sigas en las redes y compartas a quien lo necesite. De esa manera simple, me ayudas a crecer.

Gracias!

Liz.—
@Recreamente

ÍNDICE

EJERCICIOS .... Pág. 7

RESPUESTAS .... Pág. 75

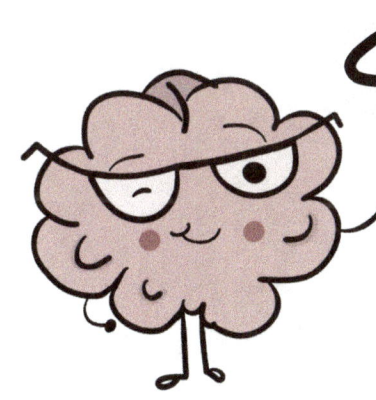

Encuentra más actividades en mi Eduki.
Y también puedes encontrar ideas, tutoriales y actividades en mi canal de YouTube @Recreamente

LA SÍLABA PERDIDA

Completa la palabra con la sílaba que falta, teniendo en cuenta que la sílaba que colocas arma tambíen otra palabra con la sílaba final.
Además se armará otra palabra con las sílabas faltantes, cuál es?

1

BLAN		FRE
CUL		DRE

....

2

CUA		PA
COR		DE

....

3

TRE		DO
PUL		POR

....

4

CUL		TO
JA		SO

....

7

LA SÍLABA PERDIDA

Completa la palabra con la sílaba que falta, teniendo en cuenta que la sílaba que colocas arma tambíen otra palabra con las sílabas finales.
Además se armará otra palabra con las sílabas faltantes, cuál es?

5

CAR		ULAR
PAR		TIL

....

6

AZU		CUENCIA
JU		BANZO

....

7

GRU		MERA
ABA		MEDIA

....

8

TRIUN		DA
ACCE		MERO

....

ATENCIÓN ATENCIÓN!

Encierra cada imagen con la figura geométrica que le corresponde

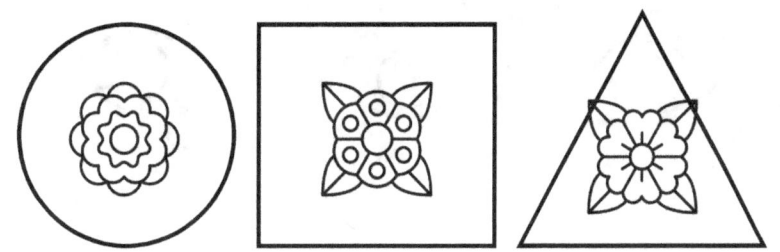

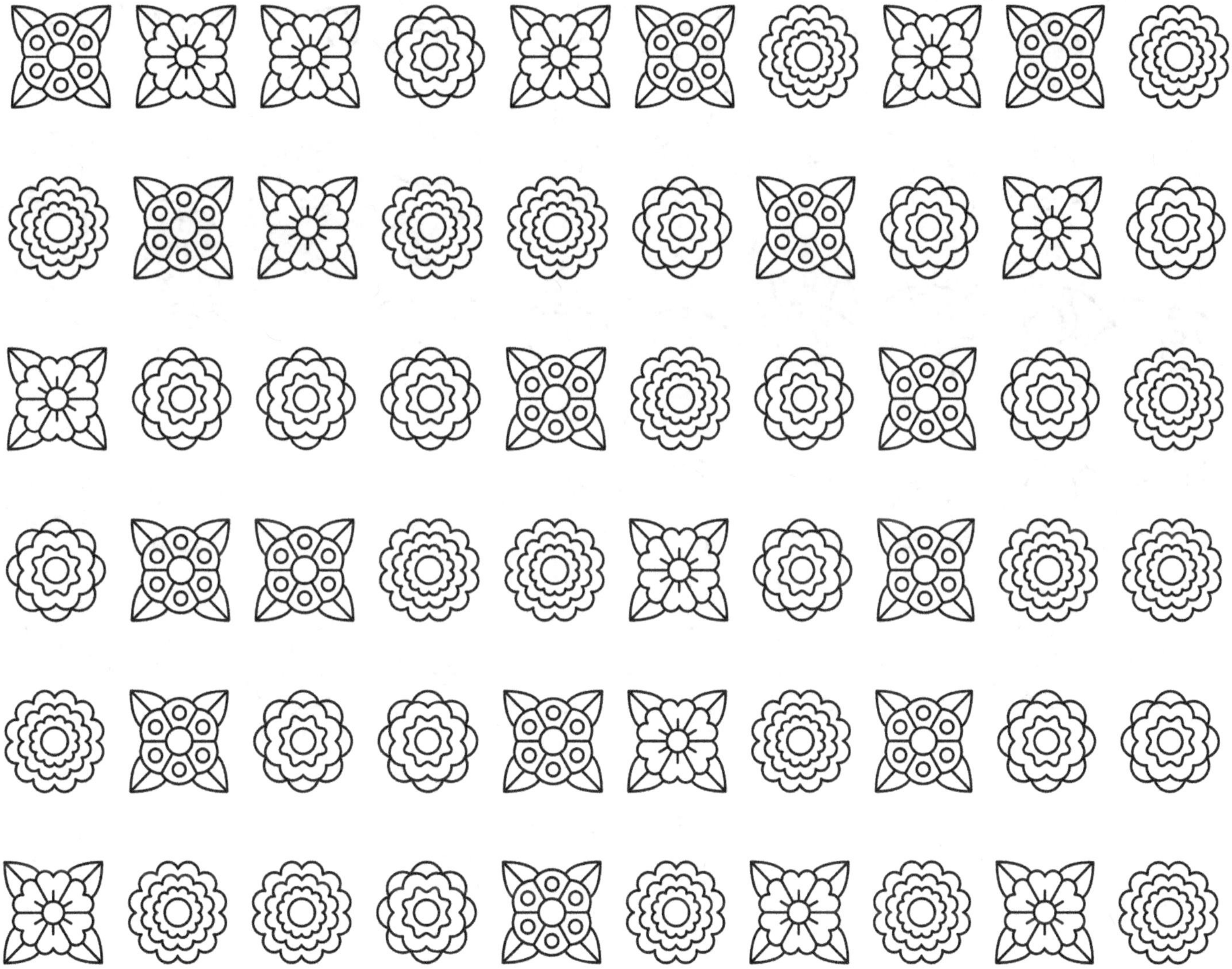

ATENCIÓN ATENCIÓN!

Pinta cada imagen según corresponda:

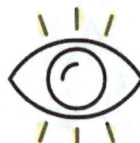 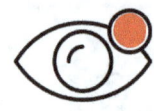 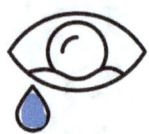

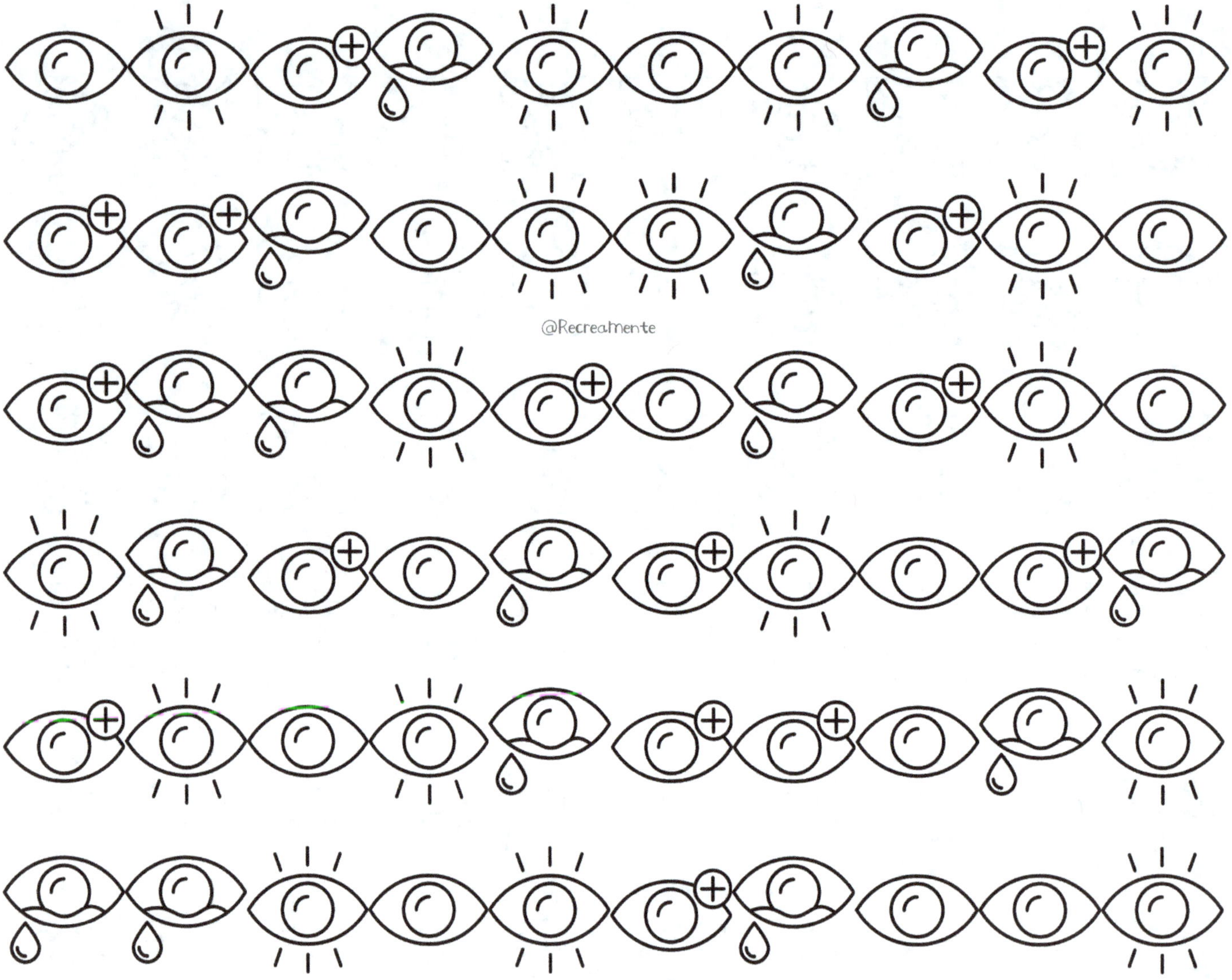

COPIA EL DIBUJO

Copia el dibujo de los puntos de la izquierda.

COPIA EL DIBUJO

Copia el dibujo de los puntos de la izquierda.

PERCEPCIÓN VISUAL

Observa las imagenes y dime qué elementos ves.

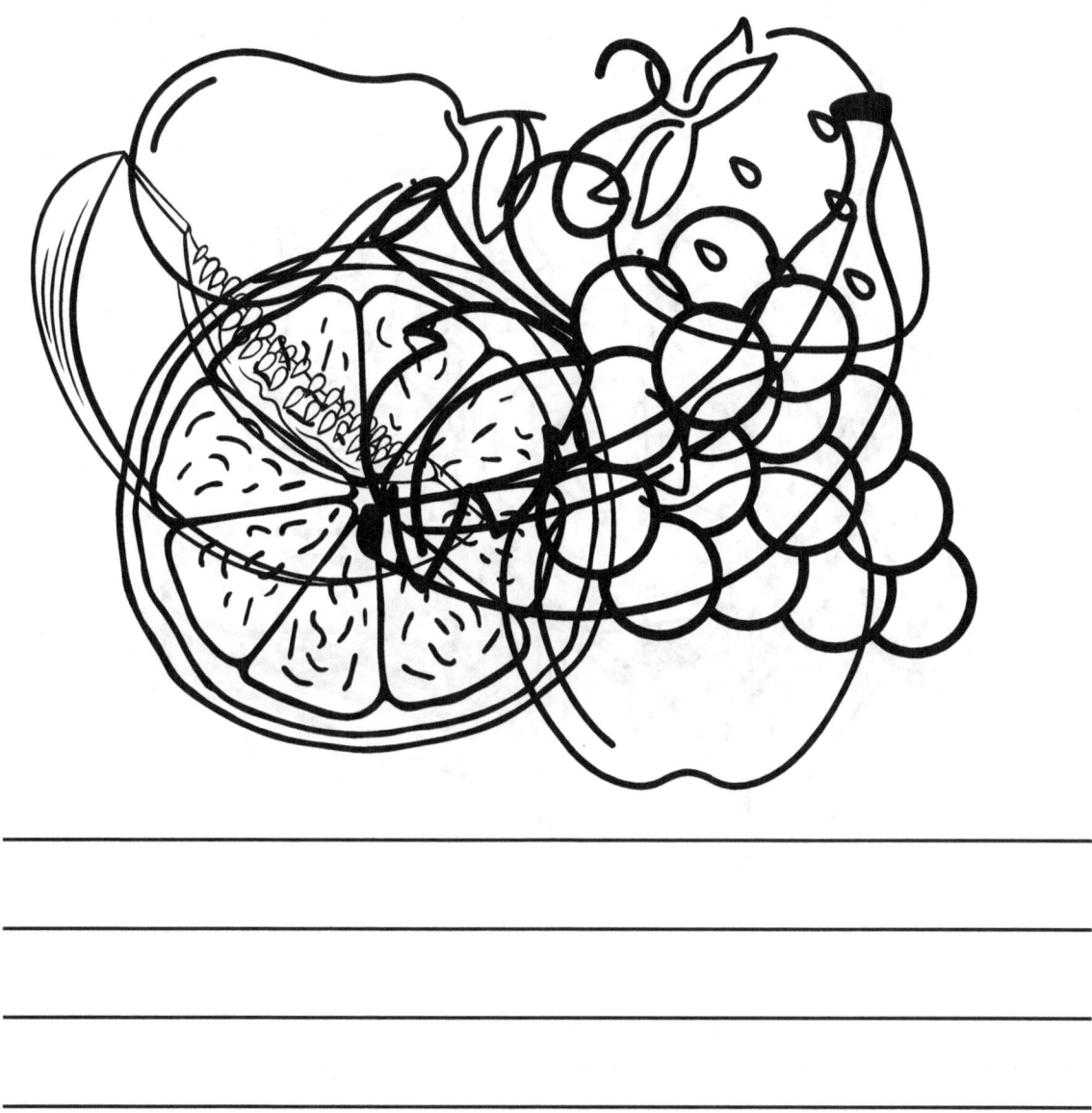

_____

_____

_____

PERCEPCIÓN VISUAL

Observa las imagenes y dime qué elementos ves.

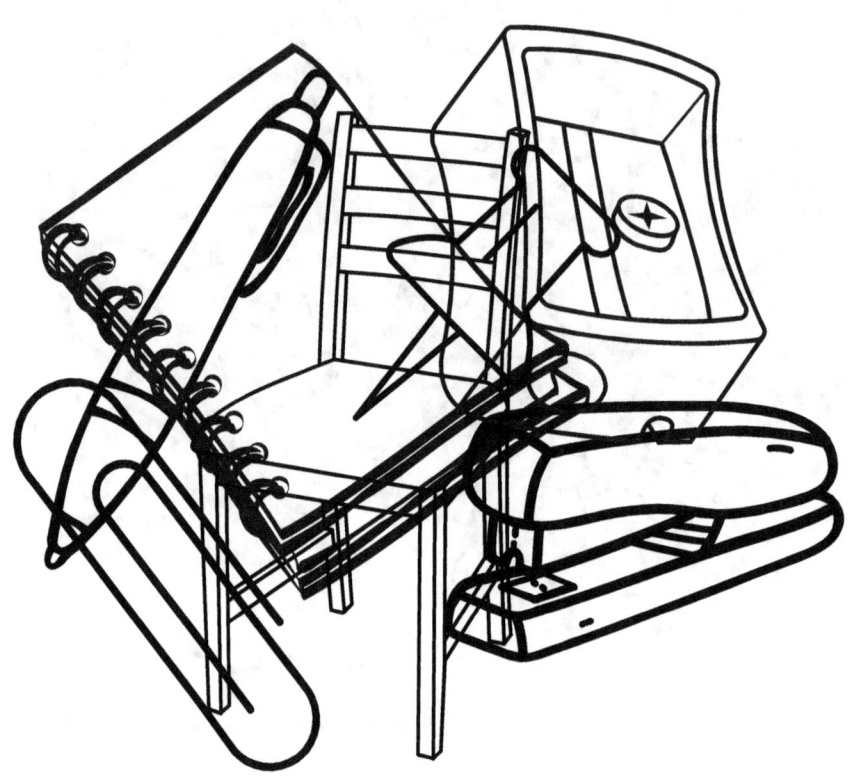

MEMORIA DE TRABAJO

Presta atención y: marca con un círculo (O) cuando lo que aparece primero es una letra, y marca con una equis (X) cuando lo primero que aparece es un número. Hazlo todo de corrido.

4E	R3	6J	2V	8A	2N	2D
2S	4F	B6	3M	X3	3D	4G
A1	F3	B2	D3	1X	3V	B4
R4	F8	4N	B1	V1	V2	3S
4P	F6	2V	C7	X1	S3	X4
M5	5H	3C	8A	2D	G4	B2
1S	4N	C8	7A	5D	6F	2G
A5	3H	J4	N6	C1	2V	5F

MEMORIA DE TRABAJO

Presta atención y: marca con un círculo (O) cuando lo que aparece primero es una letra, y marca con una equis (X) cuando lo primero que aparece es un número. Hazlo todo de corrido.

7K	M6	5F	9K	N7	V9	F5
8J	B6	B5	7F	3D	0P	P6
V4	6B	7N	5N	D4	G5	H7
H5	6G	7H	9K	N3	X6	3W
2W	5F	F3	C2	V7	M8	9M
2S	6H	8J	J8	K8	L8	N4
C4	5B	3D	5F	3D	6H	K8
N6	8H	4D	P9	6H	5F	3D

ESCALERA DE PALABRAS

Encuentra las palabras con ayuda de las definiciones y sabiendo que las palabras siempre utilizan las mismas letras de la anterior con el agregado de una nueva letra. En ocasiones deberás reordenar las letras para ayudar a descifrar la palabra.

- Acción o efecto de aliviar
- Aceituna
- Perteneciente o relativo a la vía
- Bajo o despreciable

- Juego infantil de saltar la ...
- Comida no cocinada
- Duración
- Lo opuesto a recibir

- Lo opuesto a duro
- Tuerce
- Casamiento
- Composición lírica donde se elogia a alguien o algo

ESCALERA DE PALABRAS

Encuentra las palabras con ayuda de las definiciones y sabiendo que las palabras siempre utilizan las mismas letras de la anterior con el agregado de una nueva letra. En ocasiones deberás reordenar las letras para ayudar a descifrar la palabra.

Parte de la cara que tenemos a los costados para oír.
Plural. Colorada

Planta muy utilizada en Asia para hacer salsas, leche, etc.
Planta que puedo dividir en dientes para cocinar

Relativo al gato.

Hincho algo con aire o gas.

Delicado.

Conclusión.

Polímero muy resistente al calor y a la corrosión, usado mucho en las ollas de cocina.
Flotadura.

Personaje mitológico celta, duende.

Paso la visto por lo escrito

COORDENADAS

Escribe las coordenadas donde aparecen los elementos que te dejo en la siguiente tabla

	1	2	3	4	5	6	7	8	9	10
A										
B						🍐				
C		🍇								
D					🍎					
E										
F										
G								🍓		
H										
I										
J										

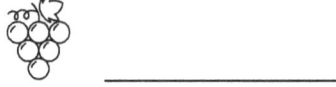 _____

 _____

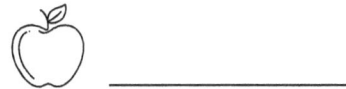 _____

COORDENADAS

Escribe las coordenadas donde aparecen los elementos que te dejo en la siguiente tabla

	1	2	3	4	5	6	7	8	9	10
A		🧀								
B						🍇				
C										🥐
D										
E										
F					🍎					
G										🥣
H							🍩			
I			🍳							🥓
J										

🧀 _____   🍩 _____

🍇 _____   🥣 _____

🥐 _____   🍳 _____

🥓 _____   🍎 _____

SINÓNIMOS

Marca con una X la palabra que signifique lo mismo que la primera.

ELEGIR

DECIDIR ○ ESCOGER ○ SEPARAR ○ PENSAR ○

FASTIDIO

DESAHOGO ○ ABURRIMIENTO ○ SUCIO ○ DESORDENADO ○

ILUMINAR

SOLEADO ○ ACLARAR ○ BLANCO ○ OSCURO ○

PRESENTAR

PRINCIPIO ○ APARECER ○ MOSTRAR ○ OCULTAR ○

ARDUO

PELIGROSO ○ CONFUSO ○ DIFÍCIL ○ INSÓLITO ○

SINÓNIMOS

Marca con una X la palabra que signifique lo mismo que la primera.

DISENTIMIENTO

- CONSENSO ○
- DISENSO ○
- PACTO ○
- DIFÍCIL ○

HAMBRIENTO

- APURADO ○
- DESGARRADO ○
- FAMÉLICO ○
- COMIDA ○

PRESA

- FUGA ○
- APRISIONADO ○
- PEZ ○
- CAPTURA ○

ADHESIÓN

- RESTAR ○
- SUMANDO ○
- ORDENADO ○
- UNIÓN ○

GRANDEZA

- MUCHO ○
- CANTIDAD ○
- MAGNANIMIDAD ○
- GORDO ○

LA PALABRA ESCONDIDA

Se ha eliminado una letra de una palabra y las letras restantes aparecen en orden alfabético. Descubre la palabra y la letra eliminada

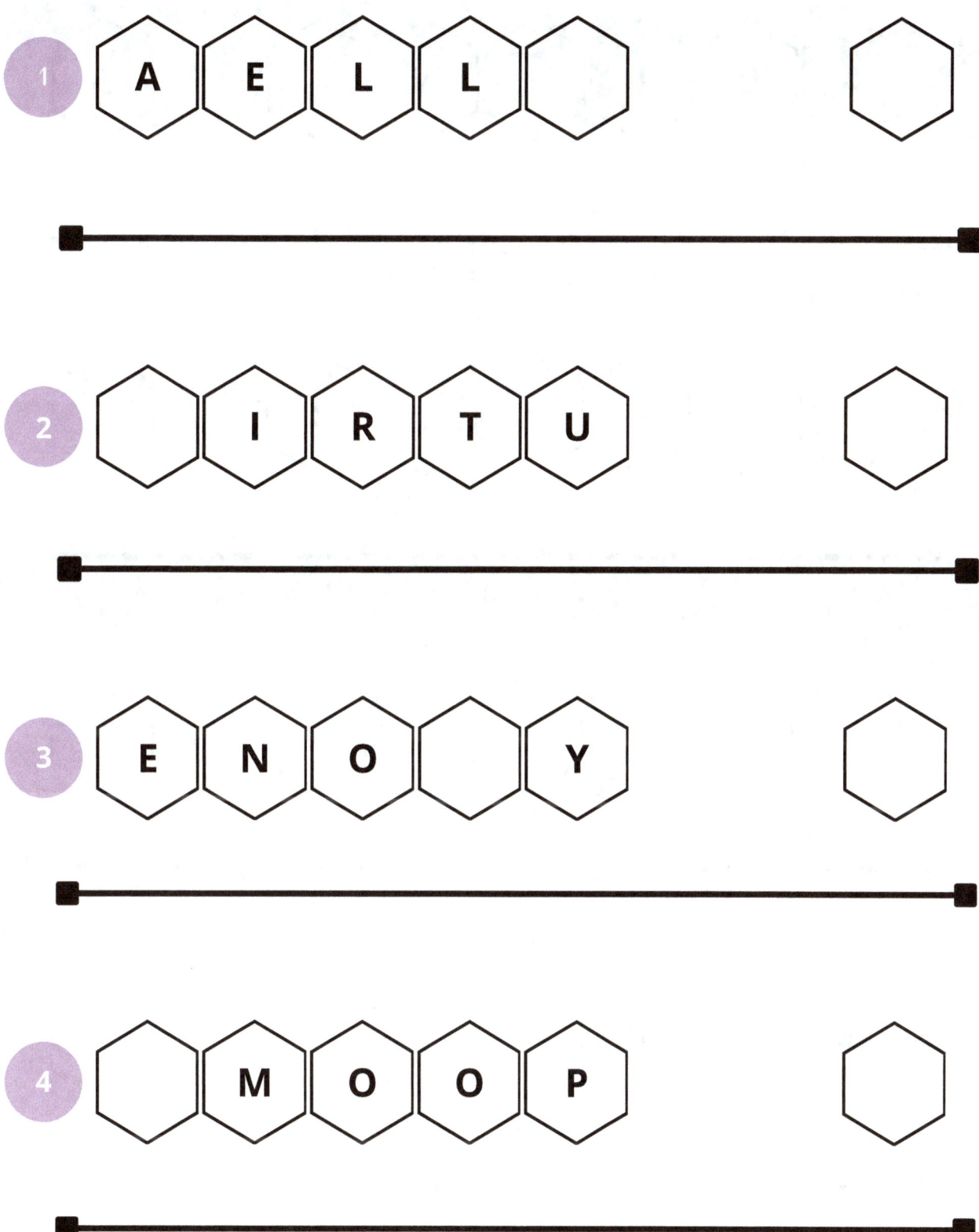

LA PALABRA ESCONDIDA

Se ha eliminado una letra de una palabra y las letras restantes aparecen en orden alfabético. Descubre la palabra y la letra eliminada

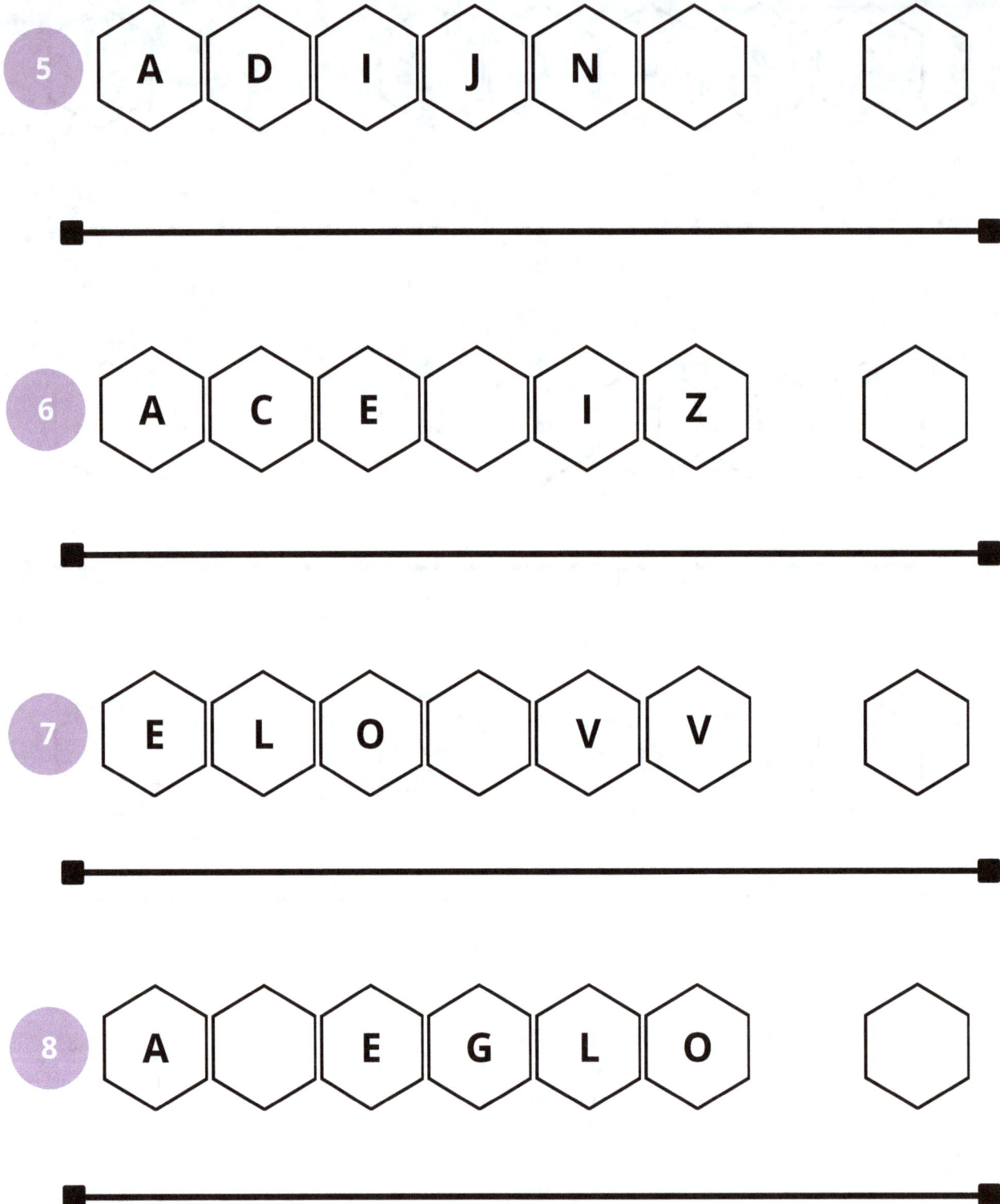

ENCUENTRA EL IGUAL

Marca todas las imágenes que se parezcan a la que te dejo de referencia:

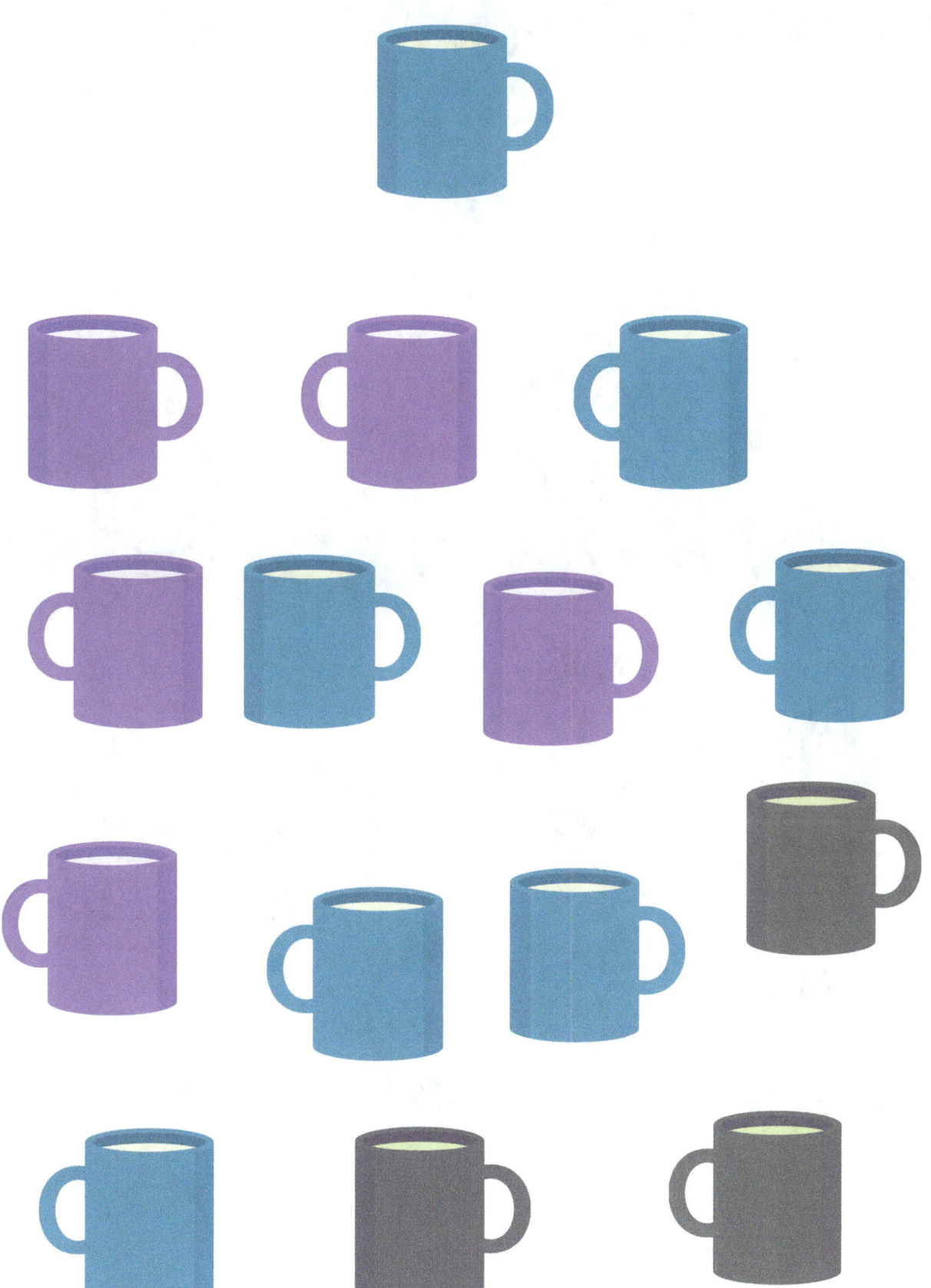

ENCUENTRA EL IGUAL

Marca todas las imágenes que se parezcan a la que te dejo de referencia:

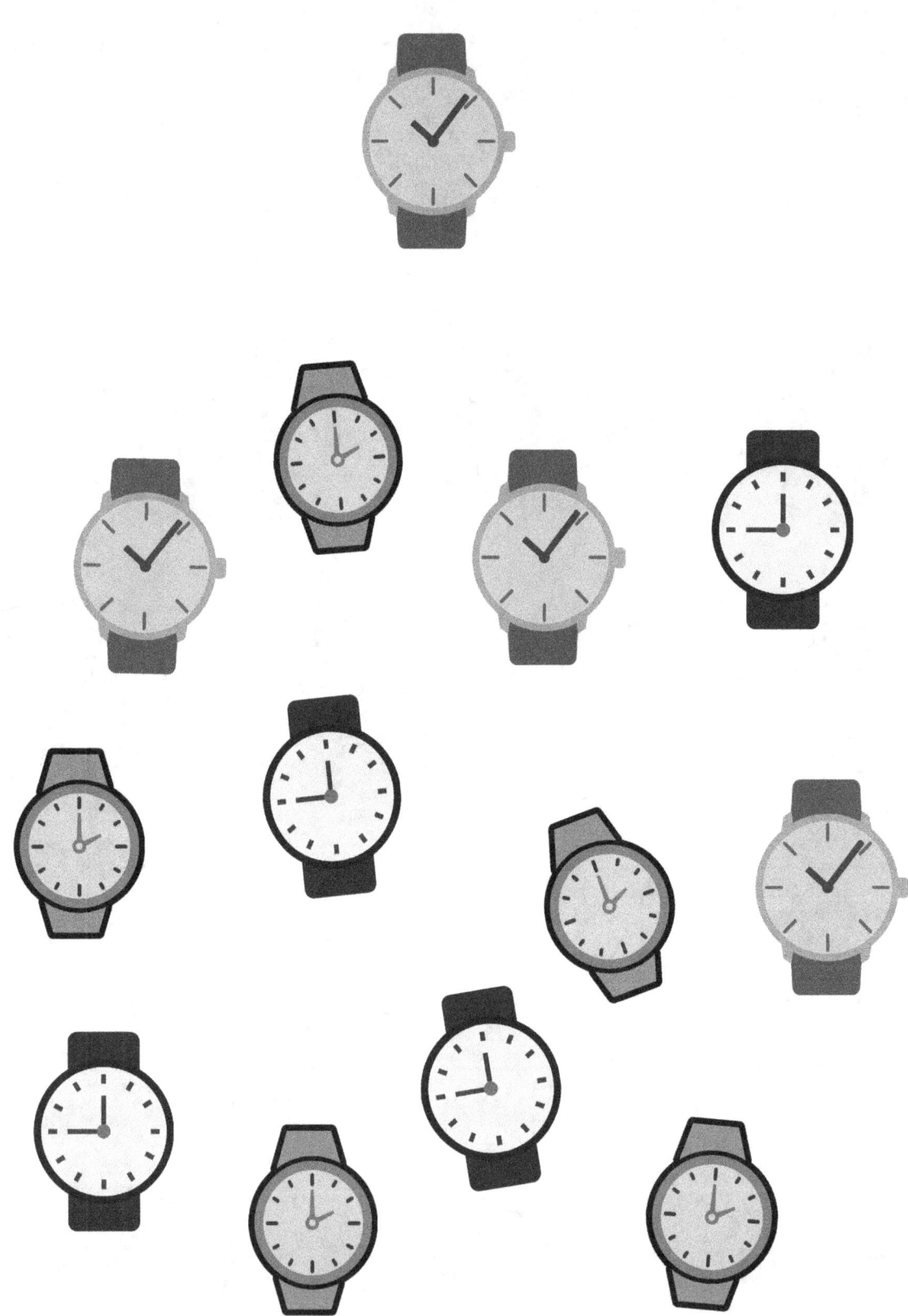

PIRÁMIDE MATEMÁTICA

Completa las siguientes pirámides teniendo en cuenta que los valores de la base de la pirámide suman el valor que aparece en la punta.

1
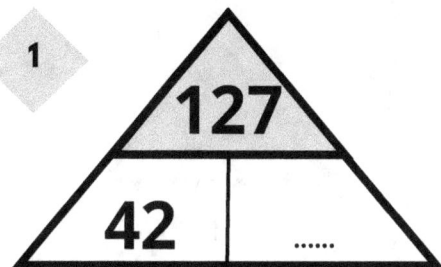

2
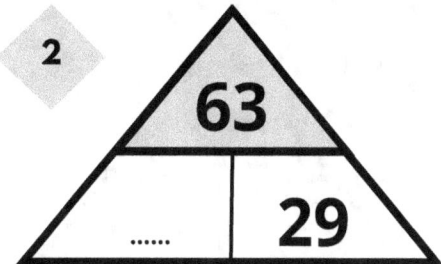

3
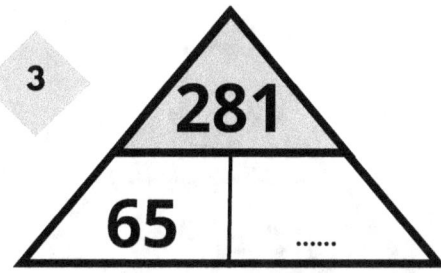

4
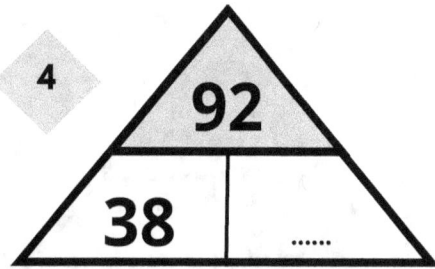

5
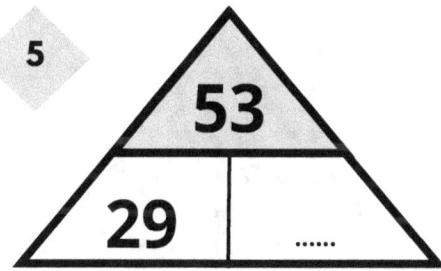

6
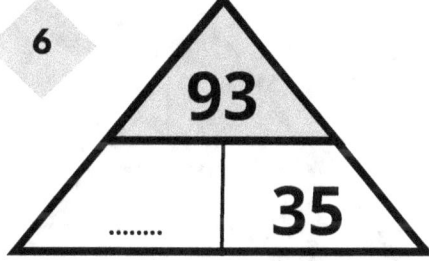

7
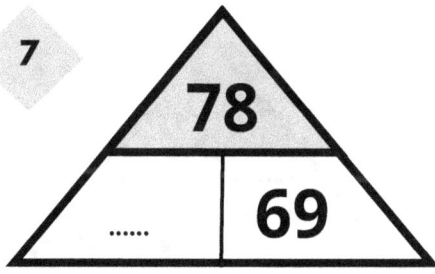

8
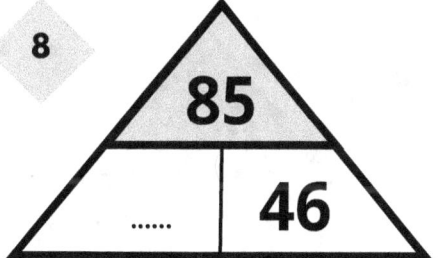

PIRÁMIDE MATEMÁTICA

Completa las siguientes pirámides teniendo en cuenta que los valores de la base de la pirámide suman el valor que aparece en la punta.

9
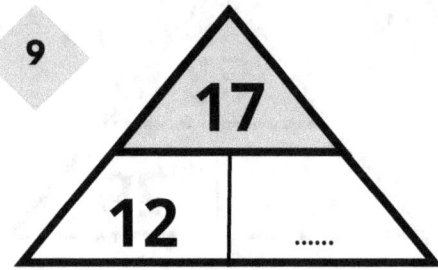

10
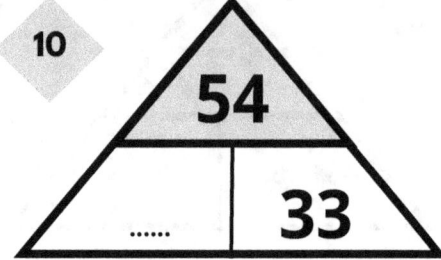

11
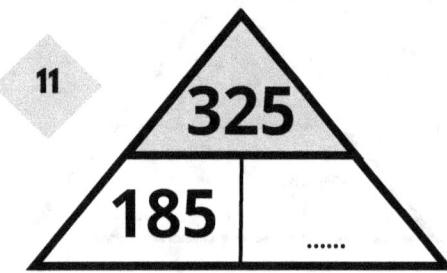

12
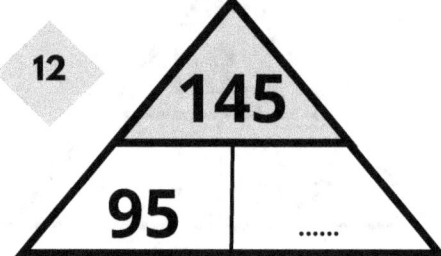

13
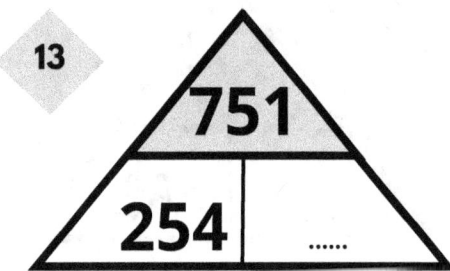

14
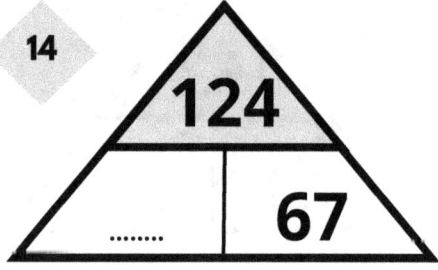

15
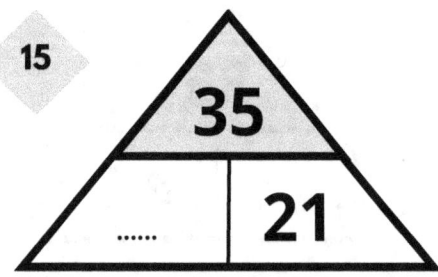

16
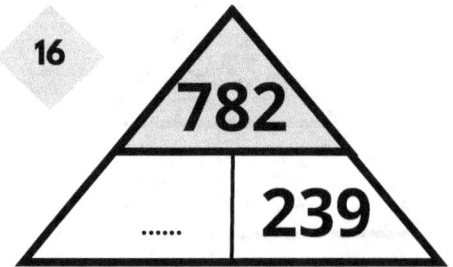

4 IMAGENES = 1 PALABRA

En esta actividad debes observar las 4 imágenes que te dejo y encontrar la palabra que tienen en común. Como pista tienes la cantidad de letras que lleva. Si tienes letras móviles, puedes pedirle ayuda a la terapeuta para que te muestre sus letras desordenadas o alguna letra en particular.

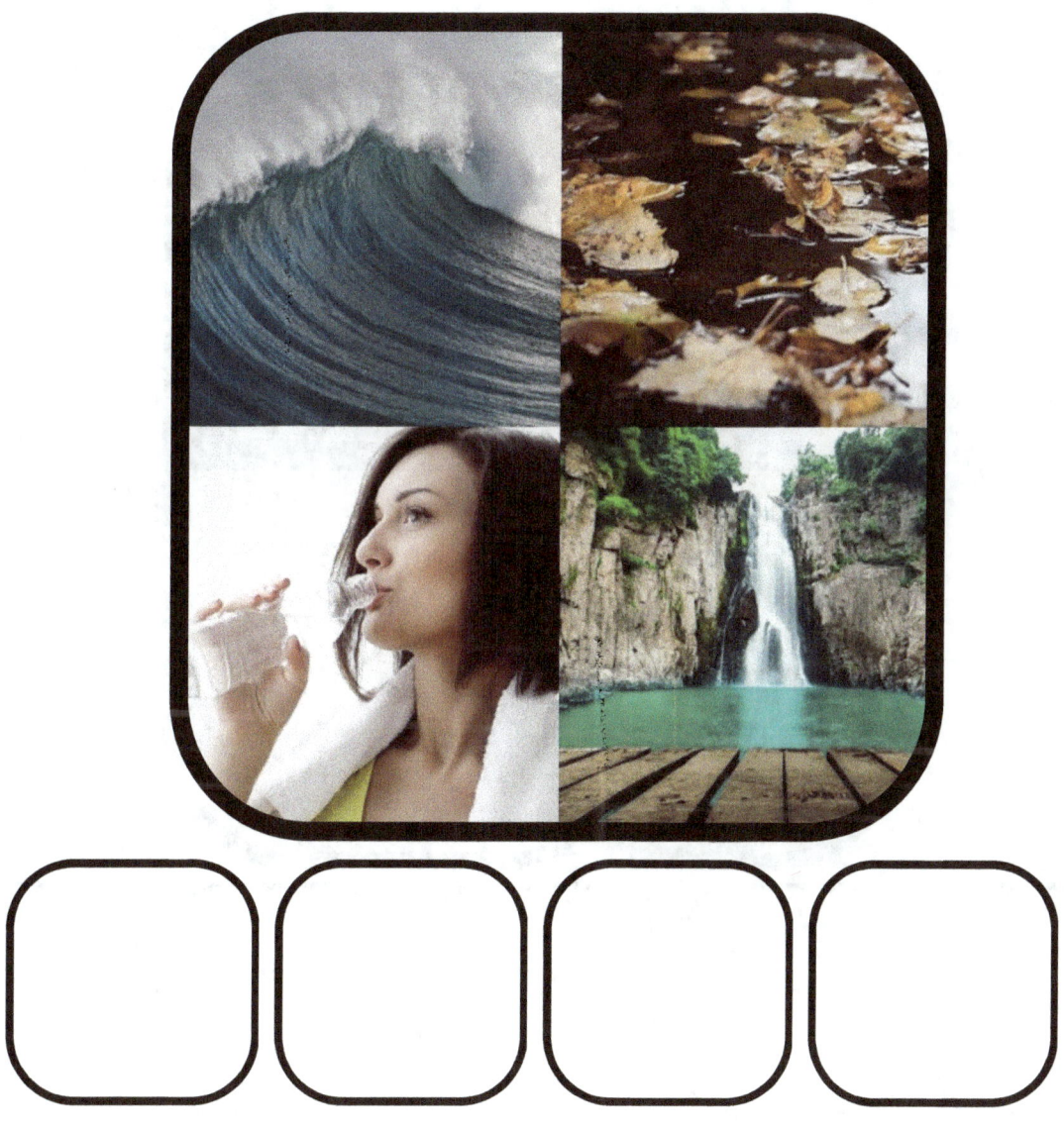

4 IMAGENES = 1 PALABRA

En esta actividad debes observar las 4 imágenes que te dejo y encontrar la palabra que tienen en común. Como pista tienes la cantidad de letras que lleva. Si tienes letras móviles, puedes pedirle ayuda a la terapeuta para que te muestre sus letras desordenadas o alguna letra en particular.

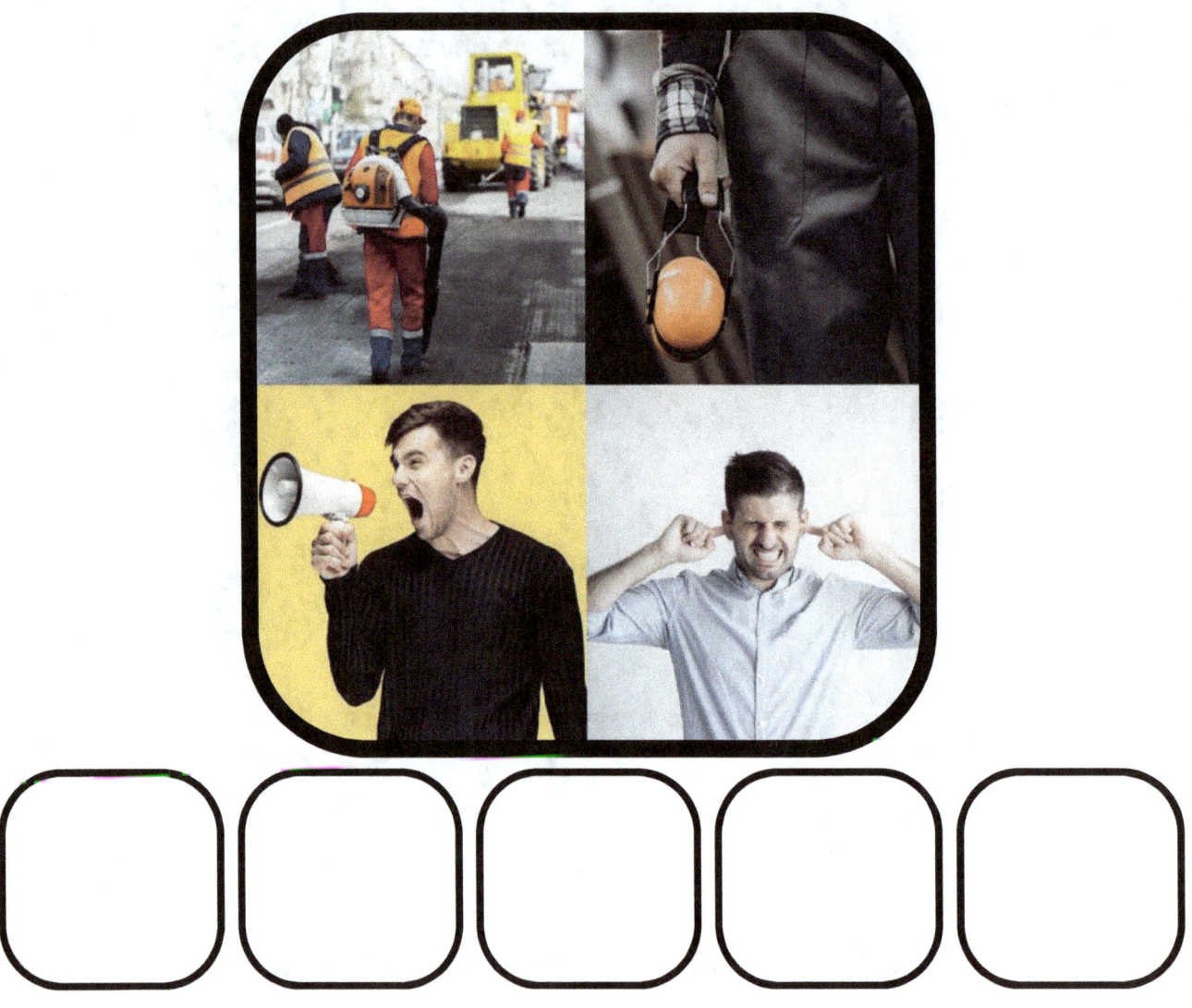

SIGUE EL CAMINO

Sigue el camino, teniendo en cuenta que cada ícono tiene asignado un número y deberás realizar el recorrido de acuerdo al orden que te dejo escrito.

1	2	3	4	5	6

EJEMPLO: 6 - 5 - 4 - 2 - 1

A

6 - 4 - 3 - 2

B

1 - 2 - 6 - 5

C

2 - 3 - 5 - 1 - 6

D

5 - 3 - 1 - 2 - 6

E

5 - 3 - 6 - 2 - 1

F

1 - 2 - 5 - 4 - 6 - 3

G

2 - 3 - 4 - 6 - 5 - 1

H

3 - 4 - 6 - 5 - 2 - 1

I

SIGUE EL CAMINO

Sigue el camino, teniendo en cuenta que cada ícono tiene asignado un número y deberás realizar el recorrido de acuerdo al orden que te dejo escrito.

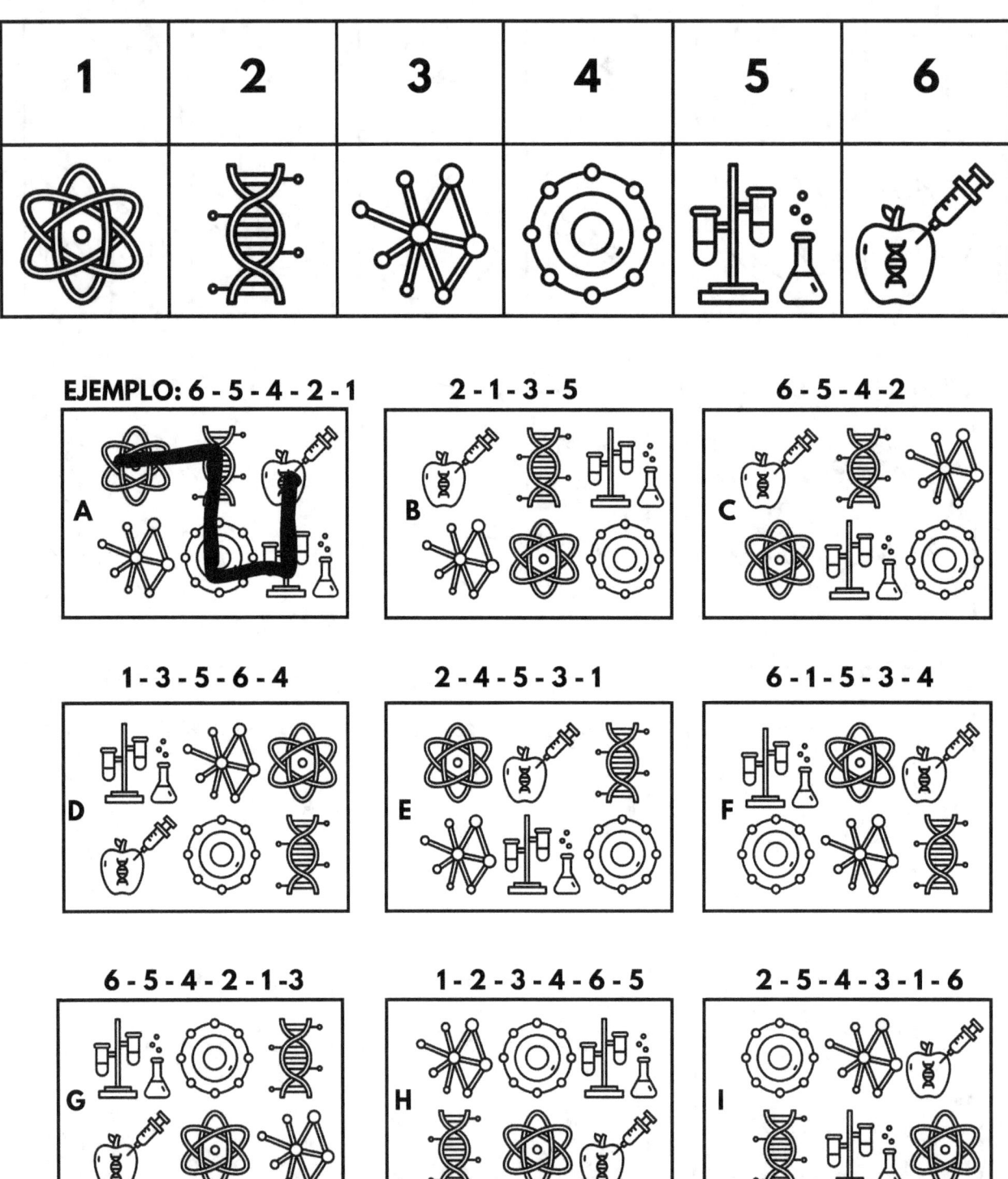

HOMÓNIMOS

De acuerdo a las dos definiciones dadas, piensa cuál es la palabra homónima (aquella palabra que suena o se escribe igual pero tiene distinto significado)

1
- Animal marino
- Pieza de tela gruesa para abrigar o conservar calor

2
- Ausencia de agua
- Persona antipática y poco agradable

3
- Acción de entonar una melodía
- Borde o saliente de un objeto

4
- Sustancia para sazonar alimentos
- Del verbo Salir

HOMÓNIMOS

De acuerdo a las dos definiciones dadas, piensa cuál es la palabra homónima (aquella palabra que suena o se escribe igual pero tiene distinto significado)

5
- Correcto, adecuado
- Utilidad, beneficio, patrimonio

6
- Tipo de pez
- Protección de lona para acampar

7
- Cubo para jugar
- Del verbo dar

8
- Rabo de animal
- Pegamento

MULTIPLICA EN COORDENADAS

Escribe los resultados de las multilplicaciones teniendo en cuenta las coordenadas

	X 5	X 8	X 3	X 4
12	60			
25		200		
49			147	
78	390			
93				372

MULTIPLICA EN COORDENADAS

Escribe los resultados de las multilplicaciones teniendo en cuenta las coordenadas

	X 15	X 22	X 12	X 62
120				7440
254			3048	
322		7084		
128	1920			
412		9064		

LETRAS EN COMÚN

A continuación, se presenta una palabra formada por 9 letras. Deberás observar en cada fila, cuál es la palabra que más letras tiene en común con la palabra modelo. No se cuentan las letras que se repiten.

ACTUARIOS

ABSTUVO	CUSTODIAR	ABSORTA	ACÉTICO
ACENTUO	CRÍTICO	ARTICULOS	CROSTA
ABSTUVO	ASTURIÓN	RICOTA	CRUJIENTE
CONSTRUIA	PRECINTO	MARCIANO	CRITICO
GRATUITO	AJUSTADO	PRÁCTICO	ÁRTICO
CINTURAS	TROZADO	CRUJIENTE	ARCILLAS

LETRAS EN COMÚN

A continuación, se presenta una palabra formada por 9 letras. Deberás observar en cada fila, cuál es la palabra que más letras tiene en común con la palabra modelo. No se cuentan las letras que se repiten.

CAPITULAR

PULIERA	ESCULPIR	PUBLICITAR	PUBLICAR
APLAUDIR	CRAPULENCIA	NUPCIAL	DUPLICATURA
EUCALIPTO	SUPLICAR	CALIPSO	DUPLICAR
DISCULPAR	APICULTOR	PARCIAL	CALCAREO
TRAJEADO	CÁSPITA	MULTICARA	PRUDENTE
CUARTIL	CARTA	PALTA	PALPARA

SOPA DE DIBUJOS

Encuentra las combinaciones de dibujo que te dejo debajo. Pueden aparecer más de una vez y pueden aparecer así acostados o vertical

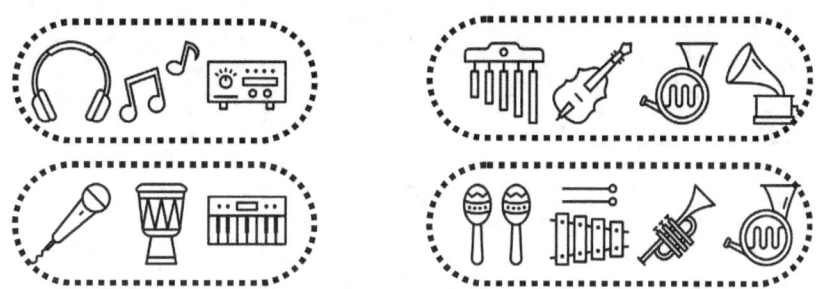

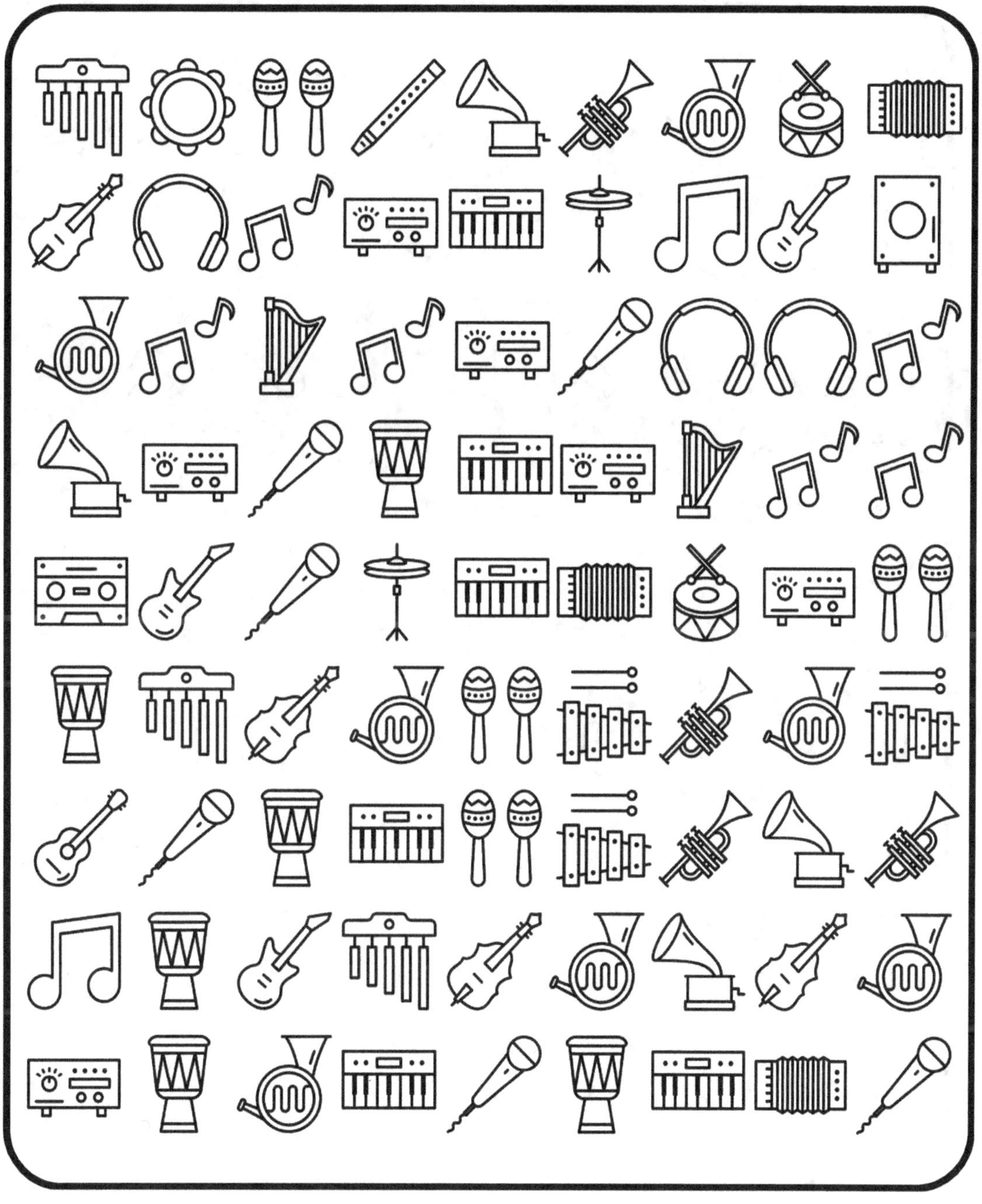

SOPA DE DIBUJOS

Encuentra las combinaciones de dibujo que te dejo debajo. Se repiten solo una vez, pueden aparecer horizontal o vertical.

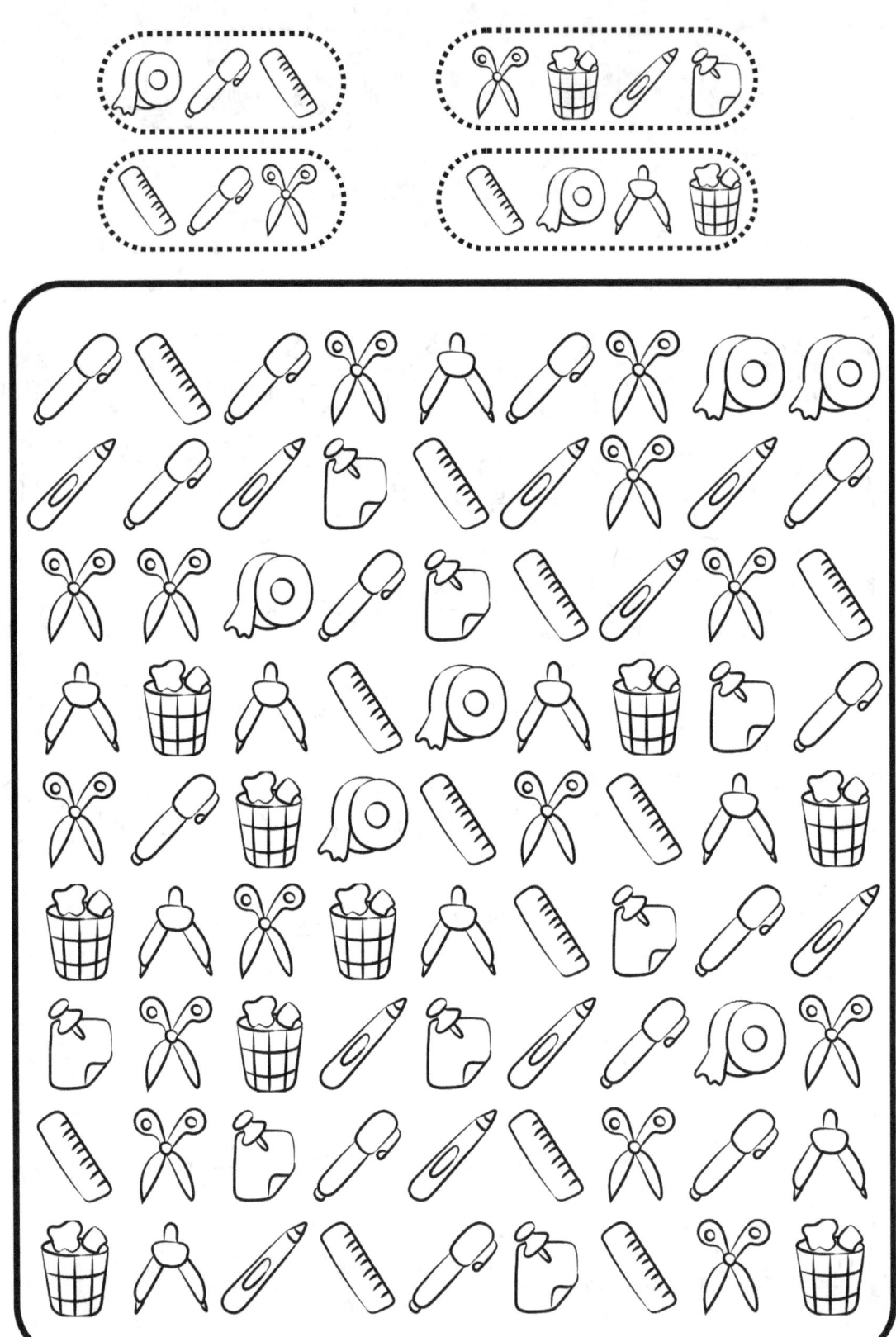

MITADES PERDIDAS

Encuentra las mitades de cada par de imágenes.

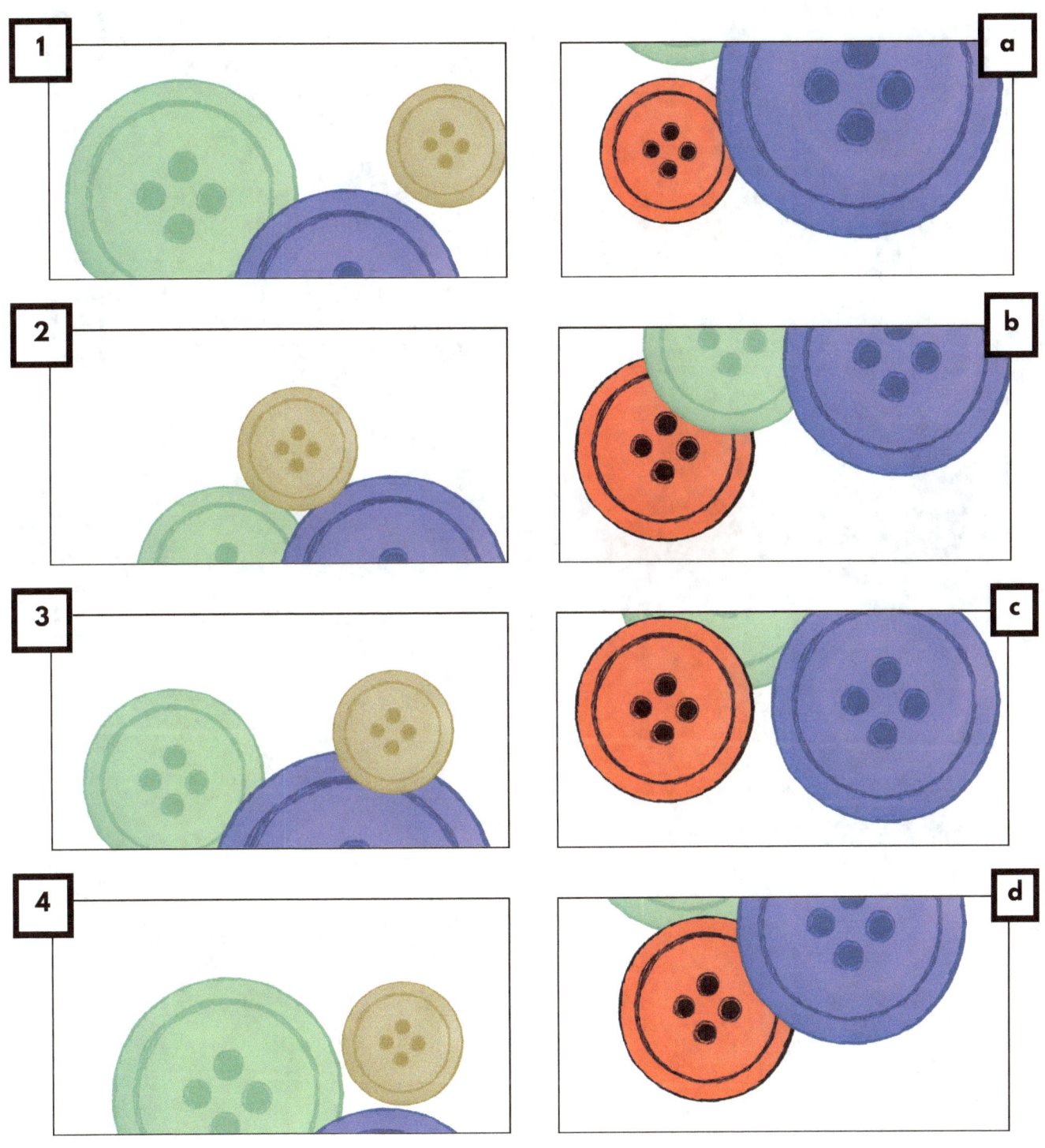

MITADES PERDIDAS

Encuentra las mitades de cada par de imágenes.

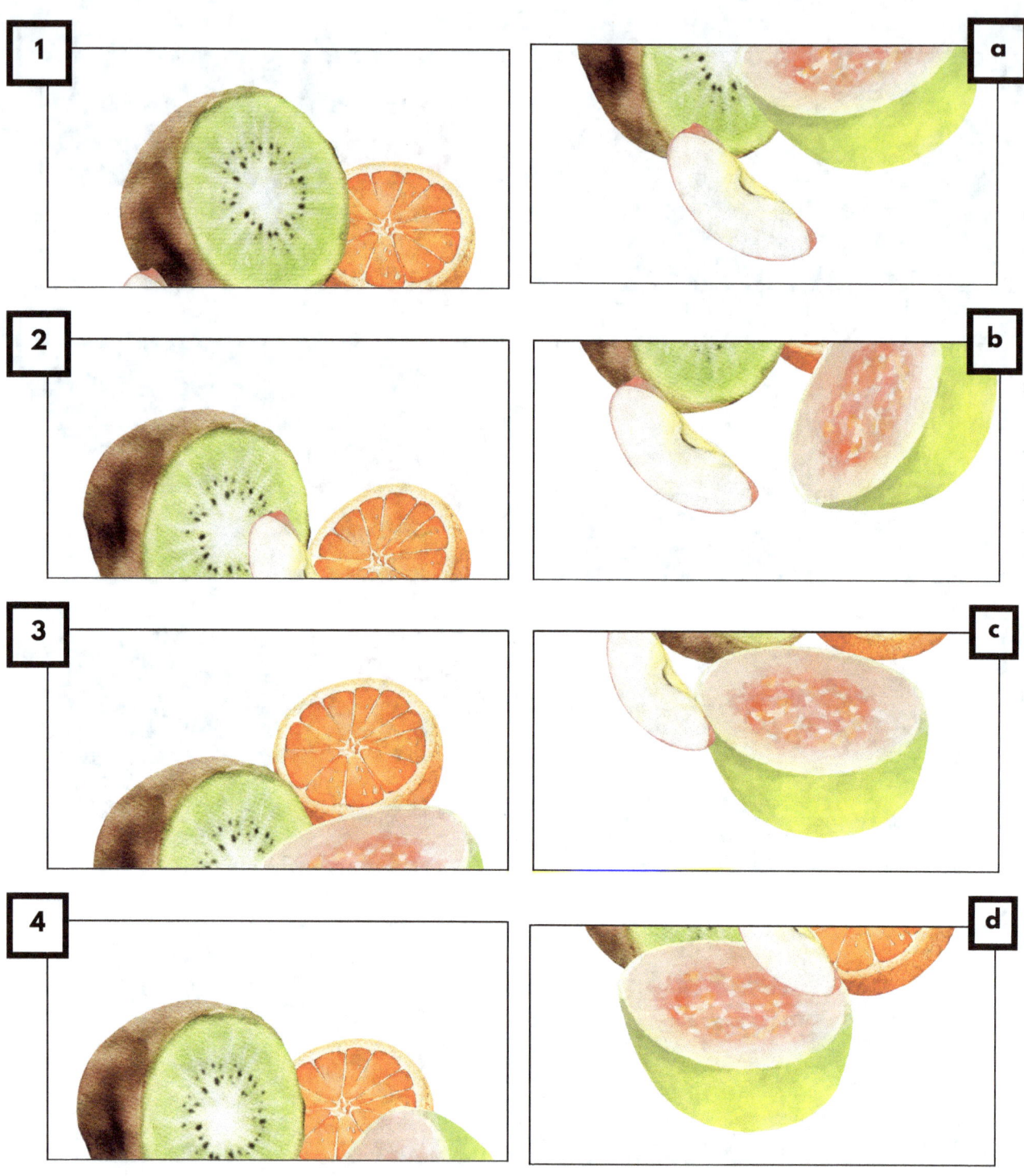

LABERINTO MATEMÁTICO

Resuelve este laberinto, contando de 2 en 2 para llegar a la salida. Solo puedes moverte hacia la izquierda o hacia la derecha.

INICIO	2	4	6	7	8	10
4	2	6	8	10	12	16
12	10	8	8	10	12	14
14	16	20	12	12	16	18
16	18	20	22	20	22	24
20	20	24	24	22	24	26
22	24	26	26	30	28	28
30	28	30	28	30	32	34
32	32	34	36	32	36	SALIDA

LABERINTO MATEMÁTICO

Resuelve este laberinto, contando de 5 en 5 para llegar a la salida. Solo puedes moverte hacia la izquierda o hacia la derecha.

INICIO	5	10	10	20	25	30
10	15	15	15	20	30	40
5	25	20	25	45	40	45
25	20	25	30	40	45	50
30	35	30	35	65	50	75
45	40	30	30	75	60	65
40	45	50	75	70	75	80
45	55	55	60	65	75	85
50	60	65	70	75	85	SALIDA

LABERINTO MATEMÁTICO

Resuelve este laberinto, contando de 7 en 7 para llegar a la salida. Solo puedes moverte hacia la izquierda o hacia la derecha.

INICIO	7	21	28	42	49	63
7	14	21	28	35	42	49
14	14	56	49	42	56	63
28	21	35	42	49	56	63
56	49	42	42	56	77	70
70	63	77	84	70	84	91
84	77	84	91	98	91	84
91	98	84	97	105	98	105
98	105	85	98	105	99	SALIDA

COORDINAMOS?

En esta actividad deberás coordinar tus manos de acuerdo a las imágenes que tienes en el recorrido. En esta hoja te dejo el recorrido para que hagas con la mano izquierda, y en la siguiente hoja tienes los gestos que debes hacer con tus manos de acuerdo a la forma que se presenta en el recorrido.

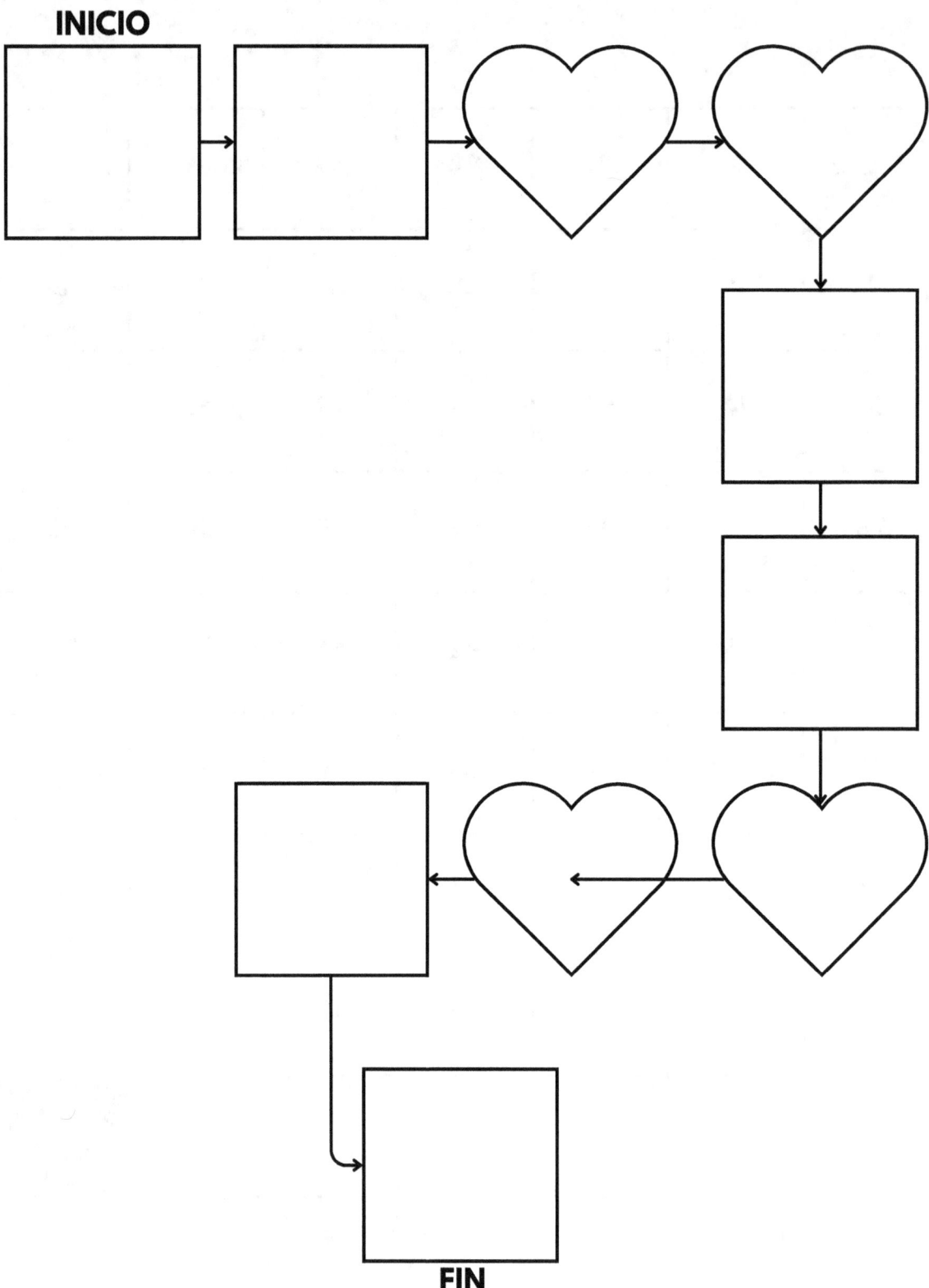

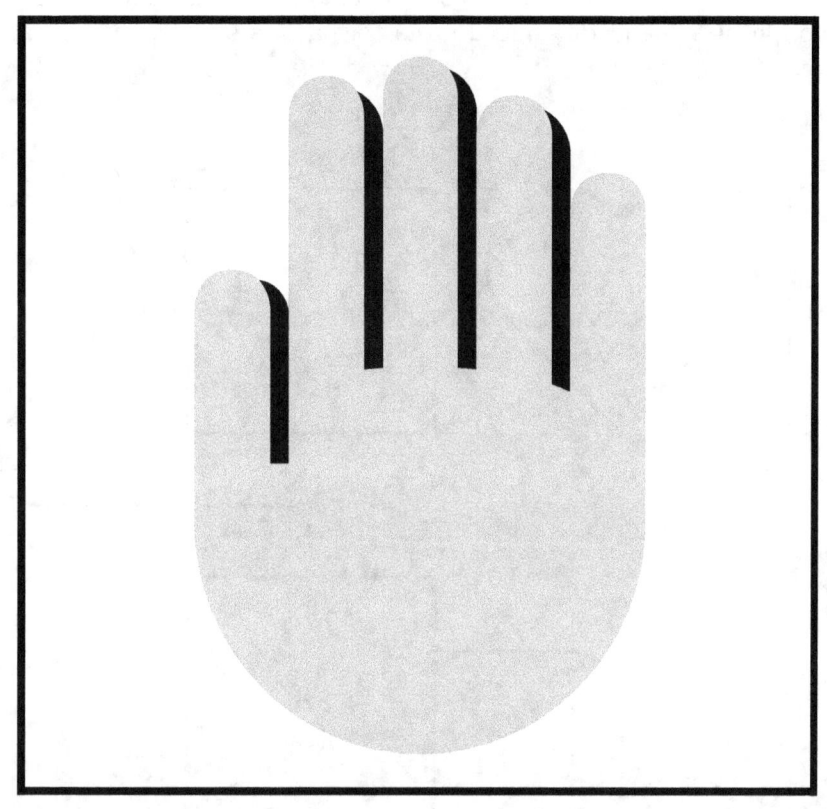
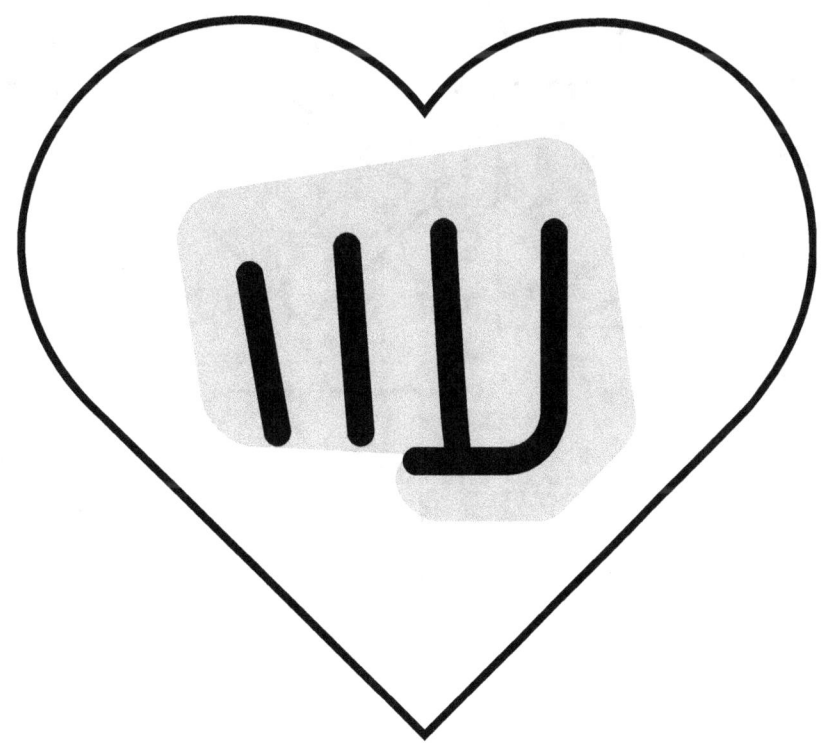

COORDINAMOS?

En esta actividad deberás coordinar tus manos de acuerdo a las imágenes que tienes en el recorrido. En esta hoja te dejo el recorrido para que hagas con una mano, y en la siguiente hoja tienes los gestos que debes hacer con la otra mano de acuerdo a la forma que se presenta en el recorrido. Luego, intercambialas.

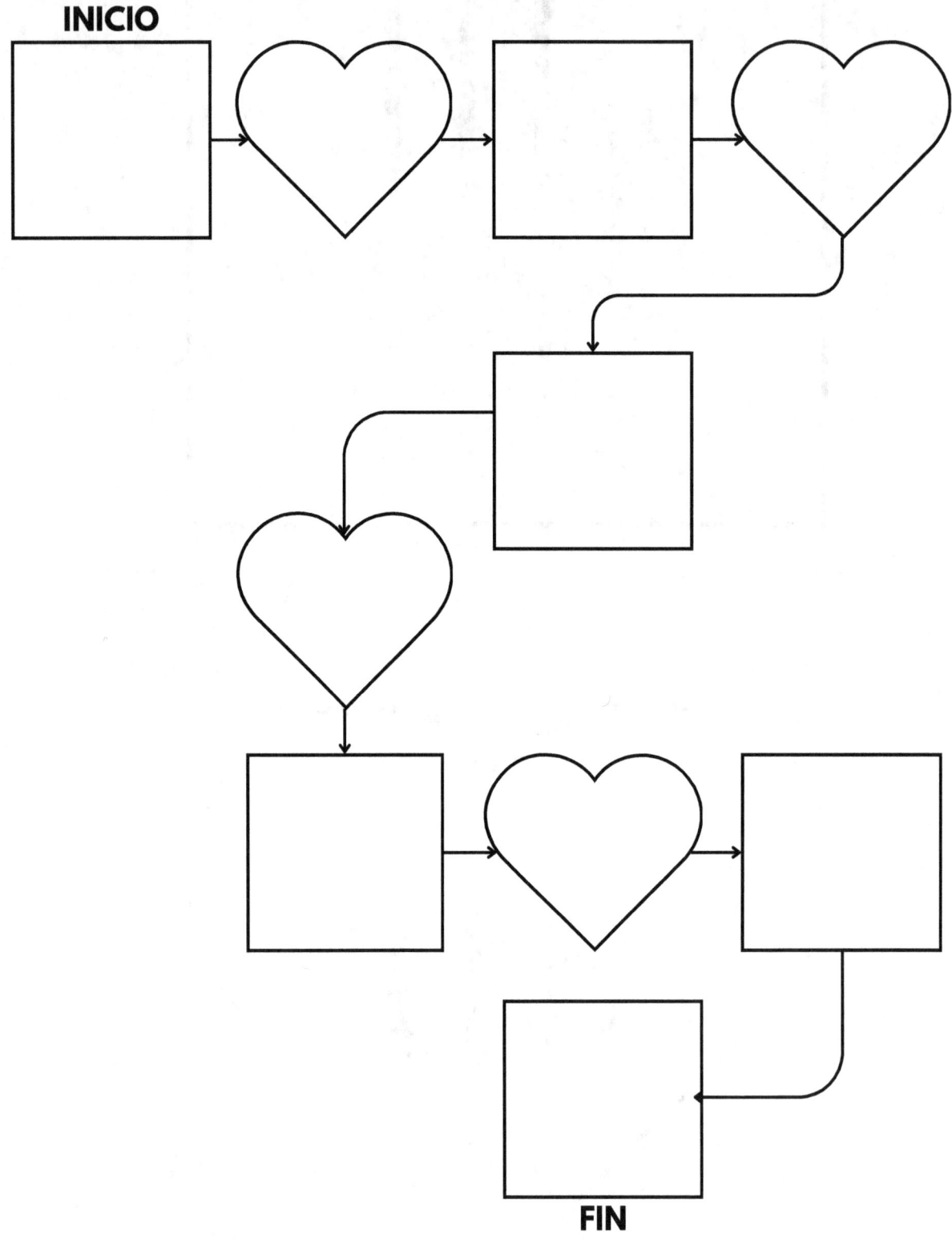

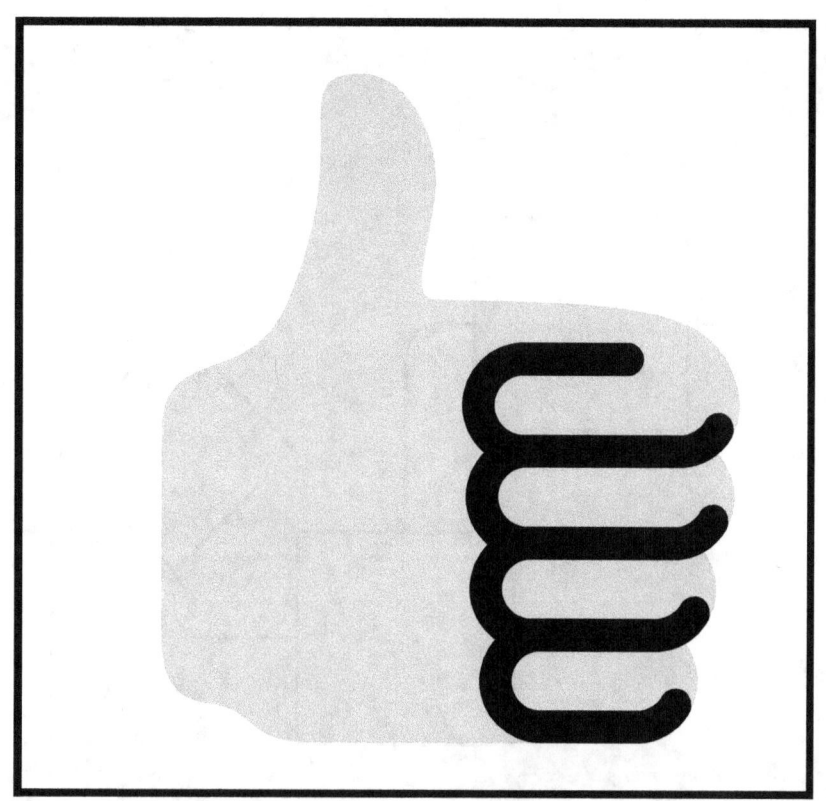
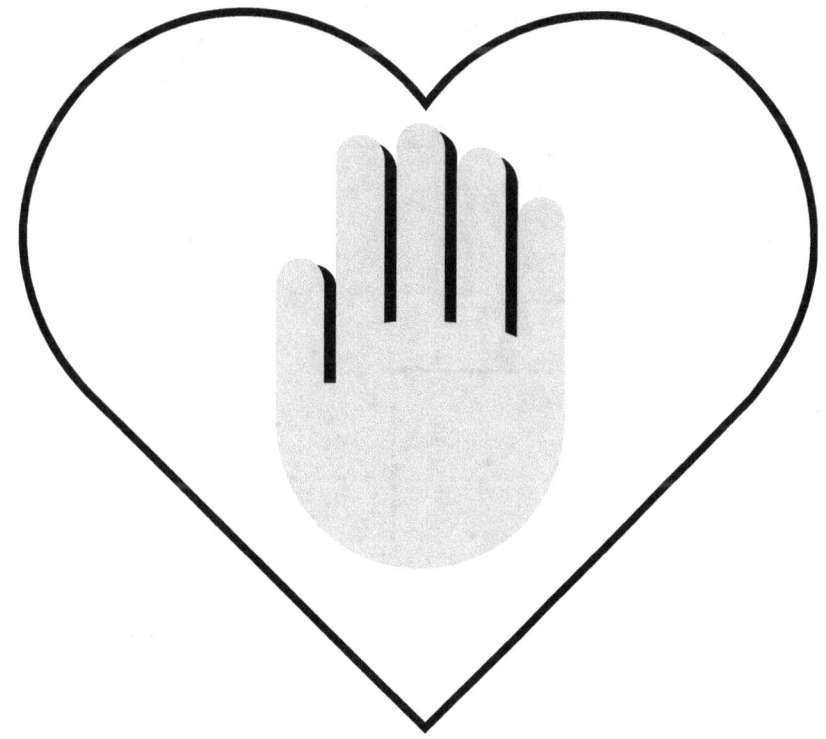

COORDINAMOS?

En esta actividad deberás coordinar tus manos de acuerdo a las imágenes que tienes en el recorrido. En esta hoja te dejo el recorrido para que hagas con una mano, y en la siguiente hoja tienes los gestos que debes hacer con la otra mano de acuerdo a la forma que se presenta en el recorrido. Luego, intercambialas.

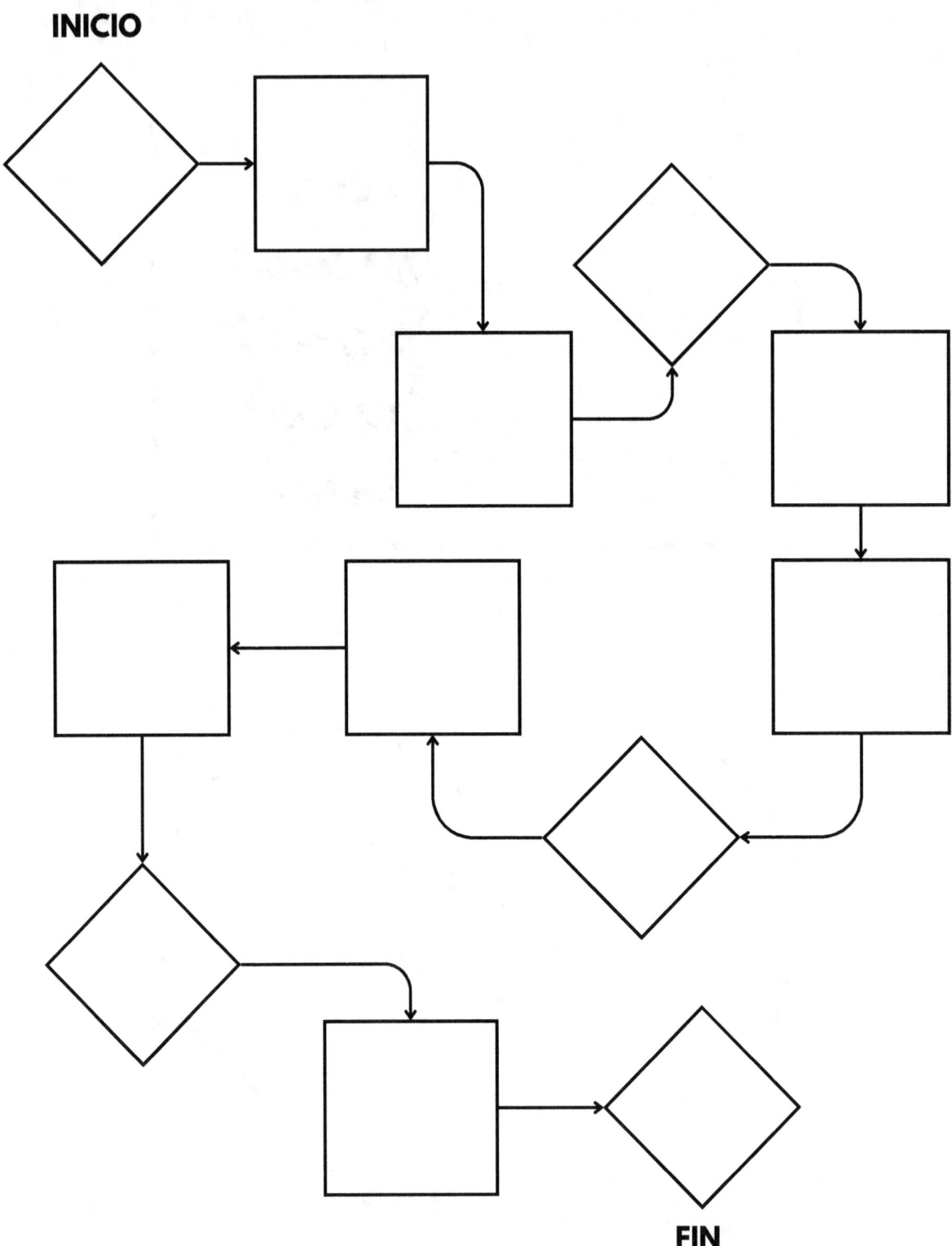

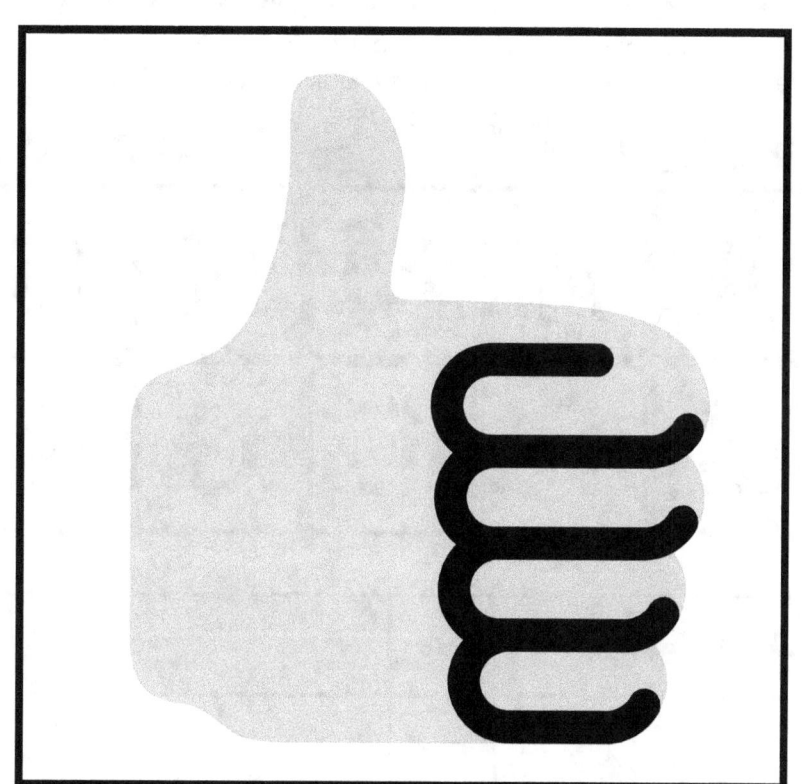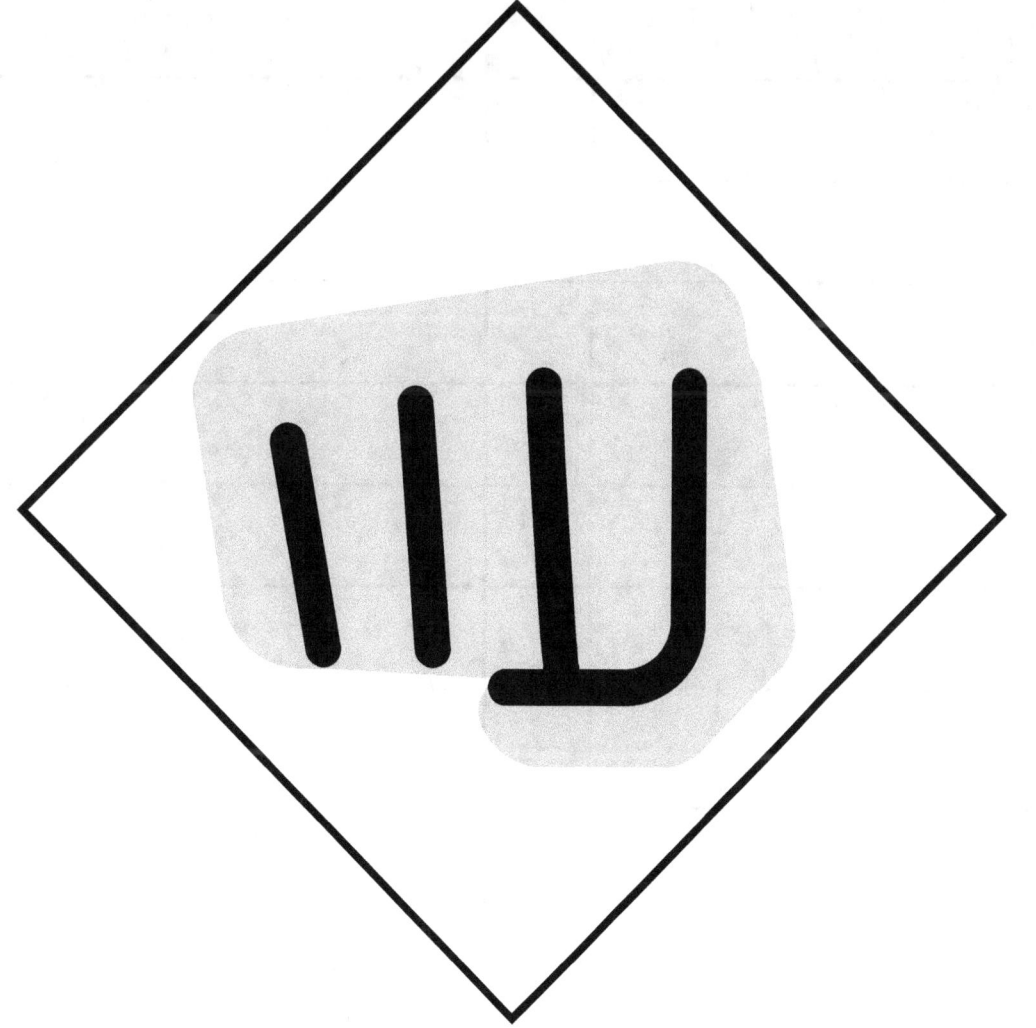

JUGAMOS CON LAS LETRAS?

Teniendo en cuenta las letras que te han tocado en este famoso juego de palabras, trata de armar la mayor cantidad de palabras, con el mayor puntaje posible. Luego, ordénalas de acuerdo al mayor puntaje que puedes sacar hasta el menor puntaje.

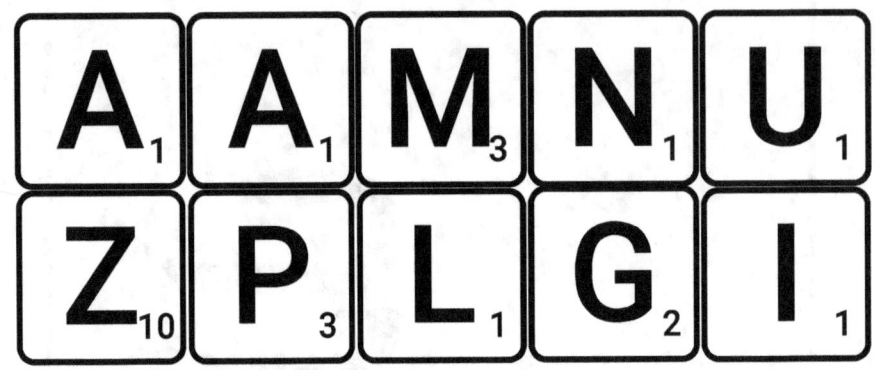

PALABRA	PJE	PALABRA	PJE

PJE: Se refiere a puntaje.

JUGAMOS CON LAS LETRAS?

Teniendo en cuenta las letras que te han tocado en este famoso juego de palabras, trata de armar la mayor cantidad de palabras, con el mayor puntaje posible. Luego, ordénalas de acuerdo al mayor puntaje que puedes sacar hasta el menor puntaje.

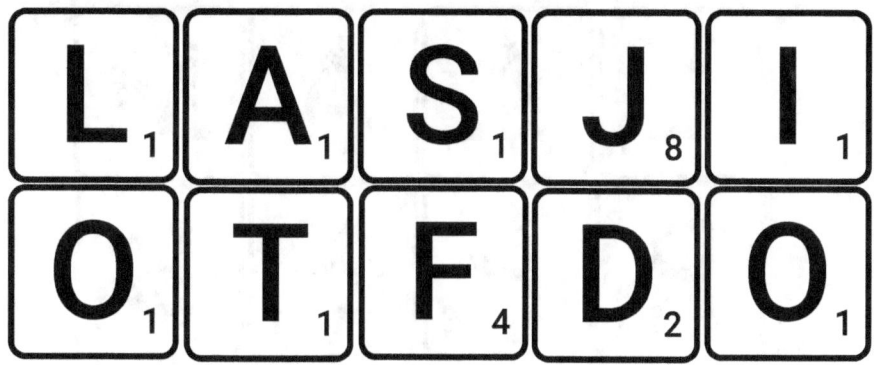

PALABRA	PJE	PALABRA	PJE

PJE: Se refiere a puntaje.

JUGAMOS CON LAS LETRAS?

Teniendo en cuenta las letras que te han tocado en este famoso juego de palabras, trata de armar la mayor cantidad de palabras, con el mayor puntaje posible. Luego, ordénalas de acuerdo al mayor puntaje que puedes sacar hasta el menor puntaje.

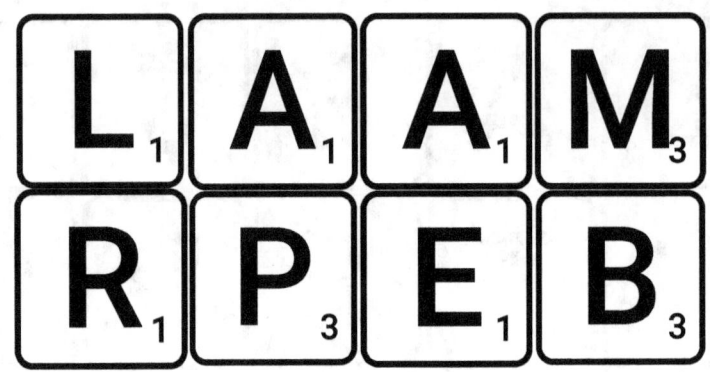

PALABRA	PJE	PALABRA	PJE

PJE: Se refiere a puntaje.

CUBOS TRIDIMENSIONALES

Observa la siguiente figura, y pinta cómo serían los colores que verías si la observaras desde arriba.

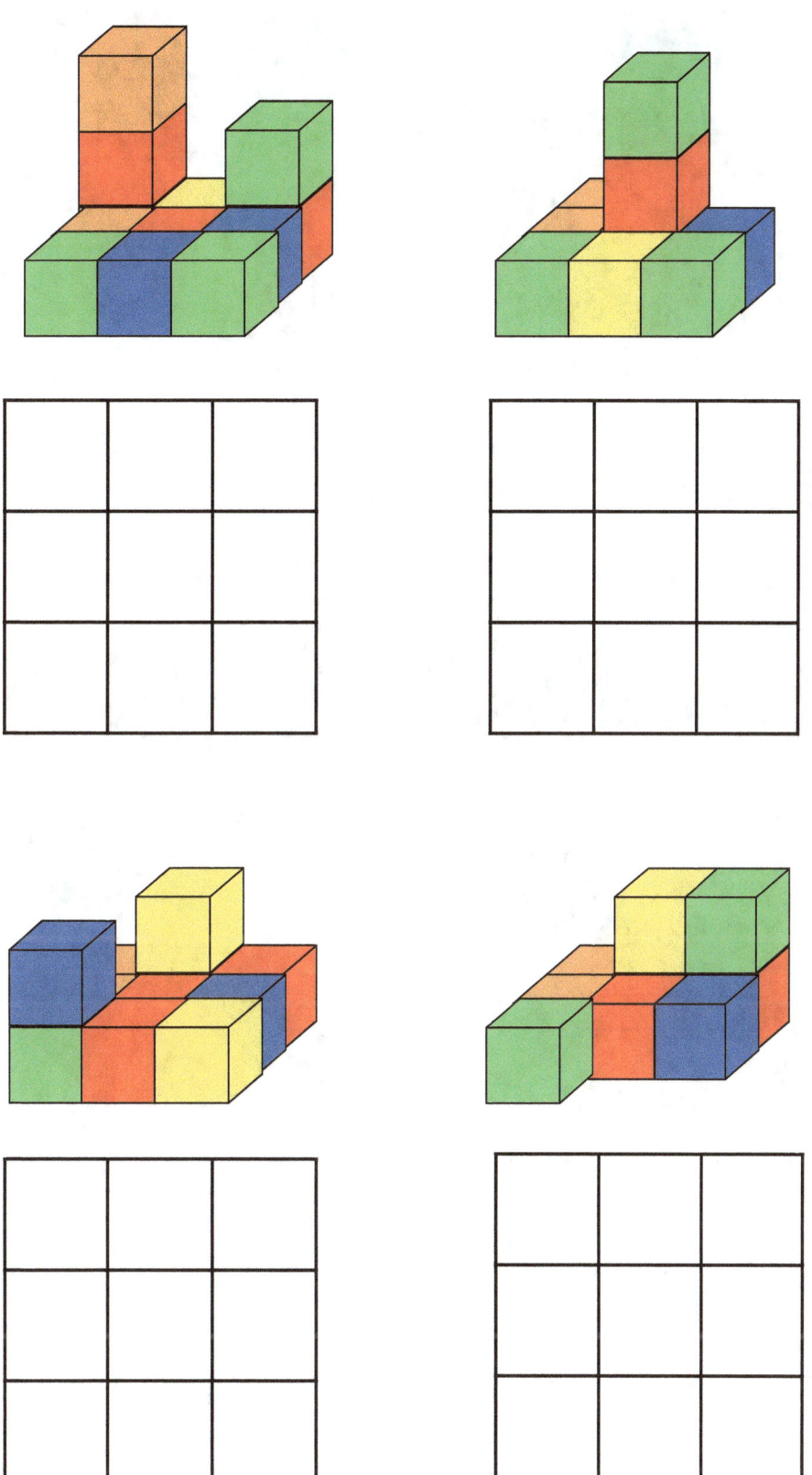

CUBOS TRIDIMENSIONALES

Observa la siguiente figura, y pinta cómo serían los colores que verías si la observaras desde arriba.

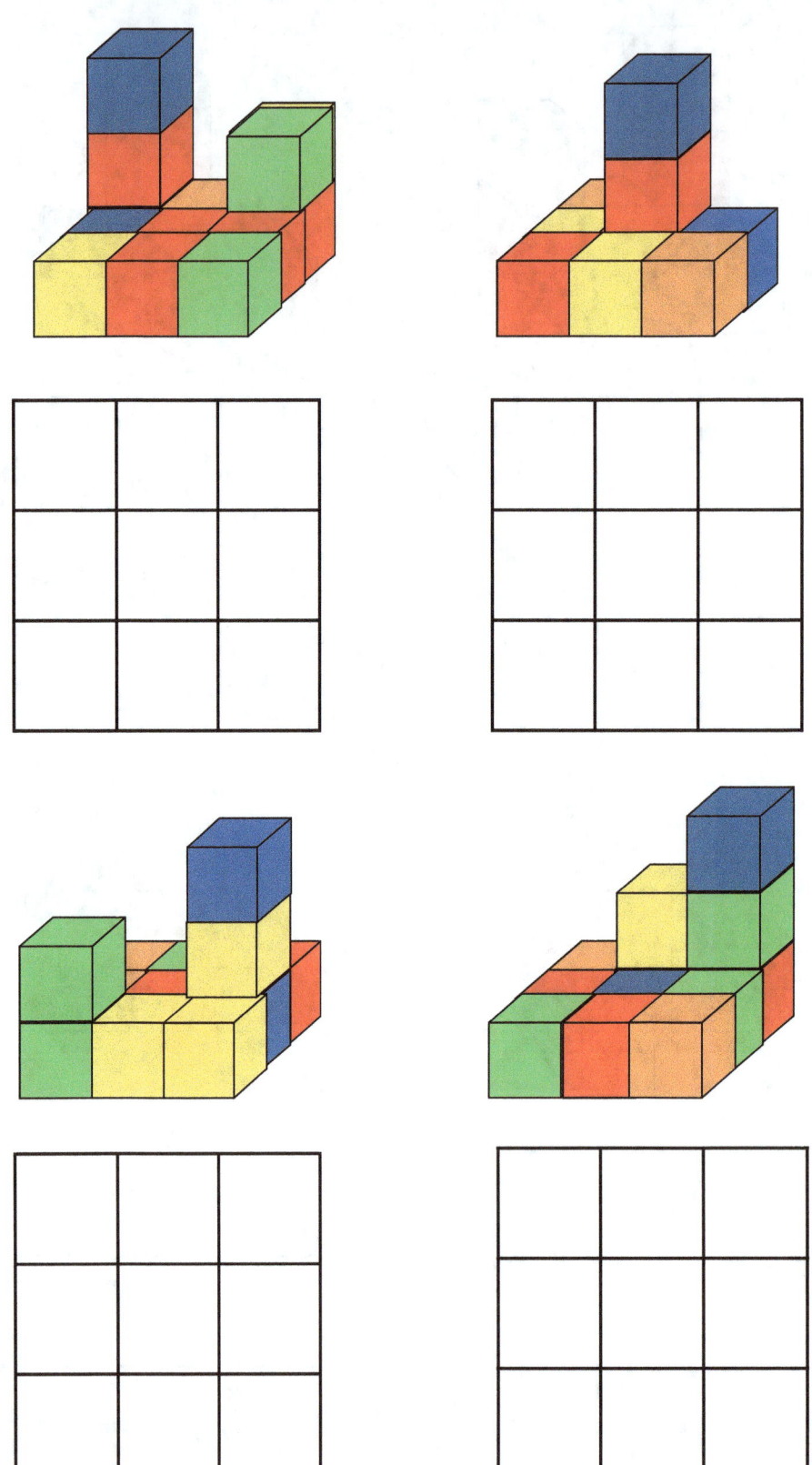

CUBOS TRIDIMENSIONALES

Observa la siguiente figura, y pinta cómo serían los colores que verías si la observaras desde arriba.

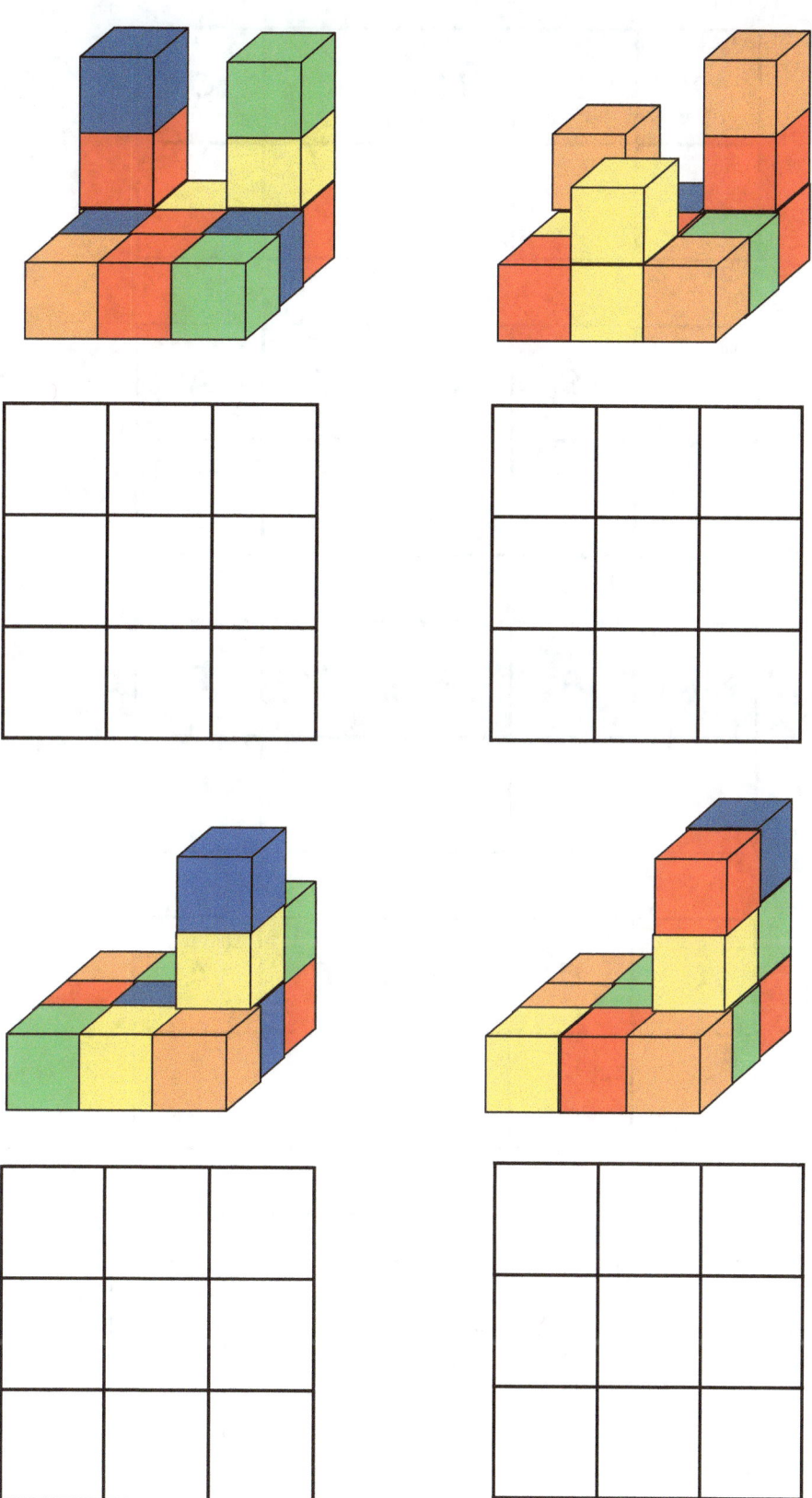

ADELANTE Y ATRÁS

Algunas letras de una palabra se cambiaron moviéndose una letra hacia adelante o hacia atrás en el abecedario. Encuentra la palabra original teniendo en cuenta la premisa anterior, y que no todas las letras han cambiado de lugar.

EJEMPLO:

A	B	M	C	O
B	A	N	C	O

1.

D	S	O	G	A
D	R	O	G	A

2.

M	A	A	J	P
L	A	B	I	O

3.

Q	U	M	G	A
P	U	L	G	A

4.

Z	B	S	I	F	P
A	B	R	I	G	O

ADELANTE Y ATRÁS

Algunas letras de una palabra se cambiaron moviéndose una letra hacia adelante o hacia atrás en el abecedario. Encuentra la palabra original teniendo en cuenta la premisa anterior, y que no todas las letras han cambiado de lugar.

5 | D | F | A | B | S | D |

6 | D | M | I | W | I | R |

7 | Q | P | S | T | D |

8 | O | M | U | M | A |

9 | H | O | L | O | T | P |

ALTERNANDO LA ATENCIÓN

En este ejercicio, deberás ir diciendo alternadamente comenzando diciendo la letra, y en el siguiente el color. Así hasta llegar al final.

L	M	N	S	T	R	A
E	O	J	M	N	S	P
I	T	R	I	O	P	M
N	B	G	H	J	K	U
T	R	C	B	J	J	I
O	P	M	B	F	H	E
T	U	N	G	J	K	O
R	Y	J	I	K	N	V
H	K	J	R	A	E	U
J	N	U	I	O	P	L
N	H	F	T	J	L	A

ALTERNANDO LA ATENCIÓN

En este ejercicio, deberás ir diciendo alternadamente comenzando diciendo el color, y en el siguiente el número. Así hasta llegar al final.

1	2	3	4	5	6	7
7	8	9	5	4	5	7
4	1	9	0	6	3	2
5	7	8	9	5	3	7
6	8	9	4	5	7	4
3	2	6	0	8	5	1
3	5	6	8	9	7	6
4	5	6	7	9	0	6
1	4	6	8	9	0	7
4	6	3	2	1	5	6
7	8	6	4	7	9	5

ALTERNANDO LA ATENCIÓN

En este ejercicio, deberás ir diciendo alternadamente comenzando diciendo el número, y en el siguiente el color. Así hasta llegar al final.

18	81	80	17	81	18	26
12	32	15	18	19	35	17
17	73	67	12	32	21	76
54	53	7	85	95	75	72
68	74	89	93	64	1	75
87	74	32	36	47	47	57
51	9	60	38	28	97	18
79	84	37	87	83	95	52
42	75	87	92	2	5	42
79	52	7	85	83	78	95
35	73	71	1	2	8	0

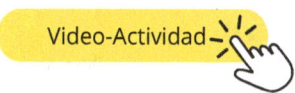 

PIZZERIA RECREAMENTE

Esta video-actividad interactiva se realiza usando el QR que aparece en la esquina derecha de esta actividad.

Deberás observar primero las pizzas que aparecen, y luego marcar en tu hoja cuáles eran las pizzas que observaste.

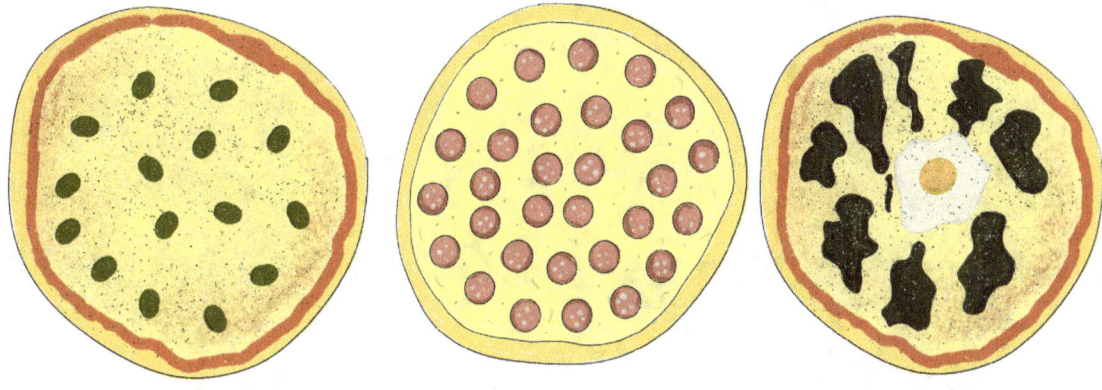

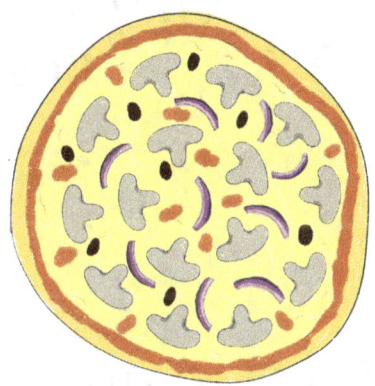 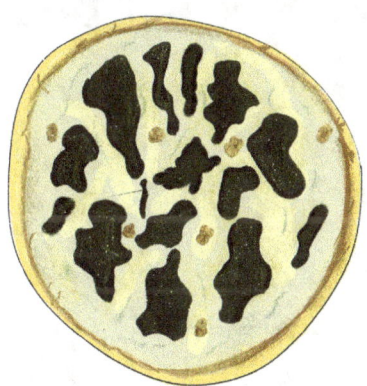

Puedes recordar el orden en el que aparecieron? Cólocales un número de acuerdo al orden observado.

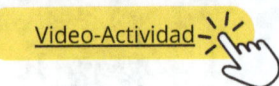

PIZZERIA RECREAMENTE

Esta video-actividad interactiva se realiza usando el QR que aparece en la esquina derecha de esta actividad.

Deberás observar primero las pizzas que aparecen, y luego marcar en tu hoja cuáles eran las pizzas que observaste.

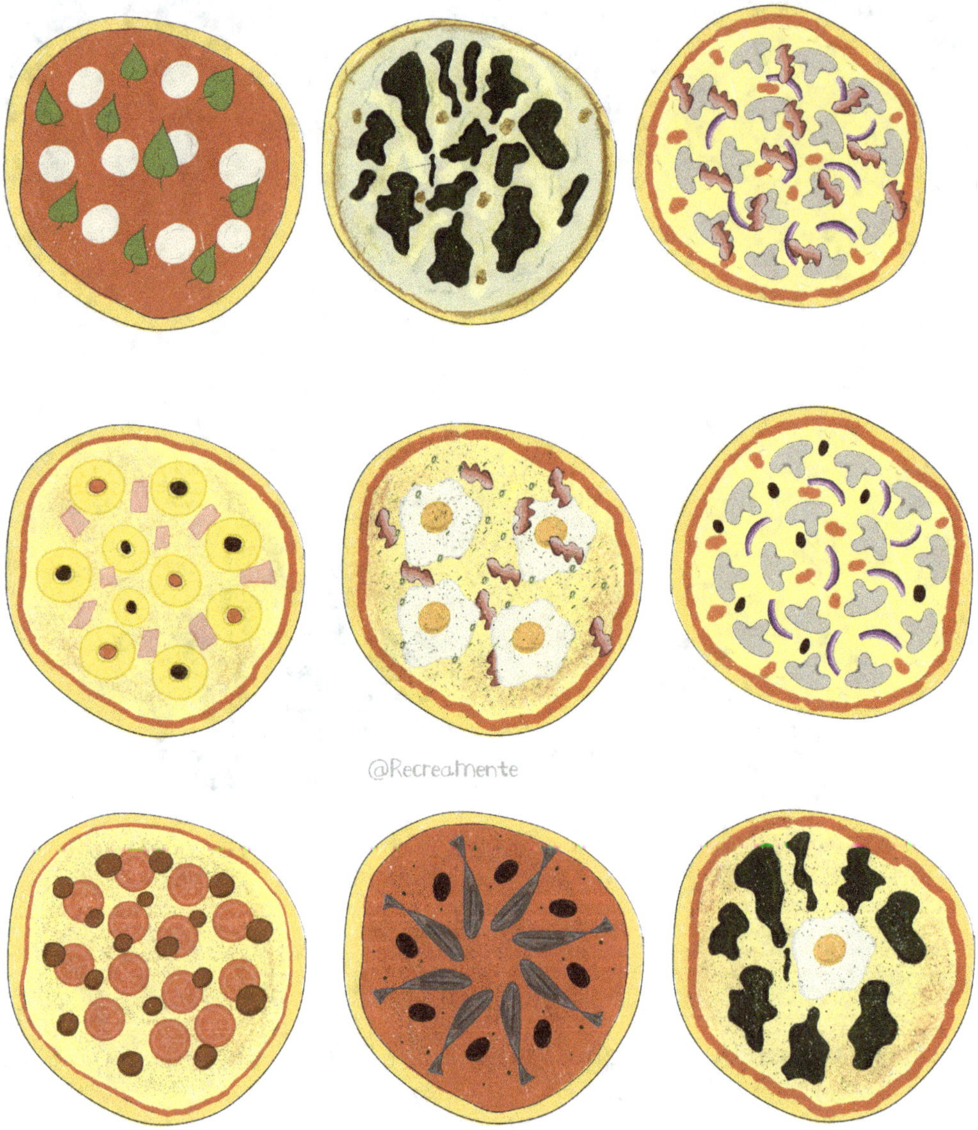

@Recreamente

Puedes recordar el orden en el que aparecieron? Cólocales un número de acuerdo al orden observado.

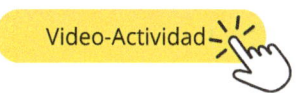# PIZZERIA RECREAMENTE

Esta video-actividad interactiva se realiza usando el QR que aparece en la esquina derecha de esta actividad.

Deberás observar primero las pizzas que aparecen, y luego marcar en tu hoja cuáles eran las pizzas que observaste.

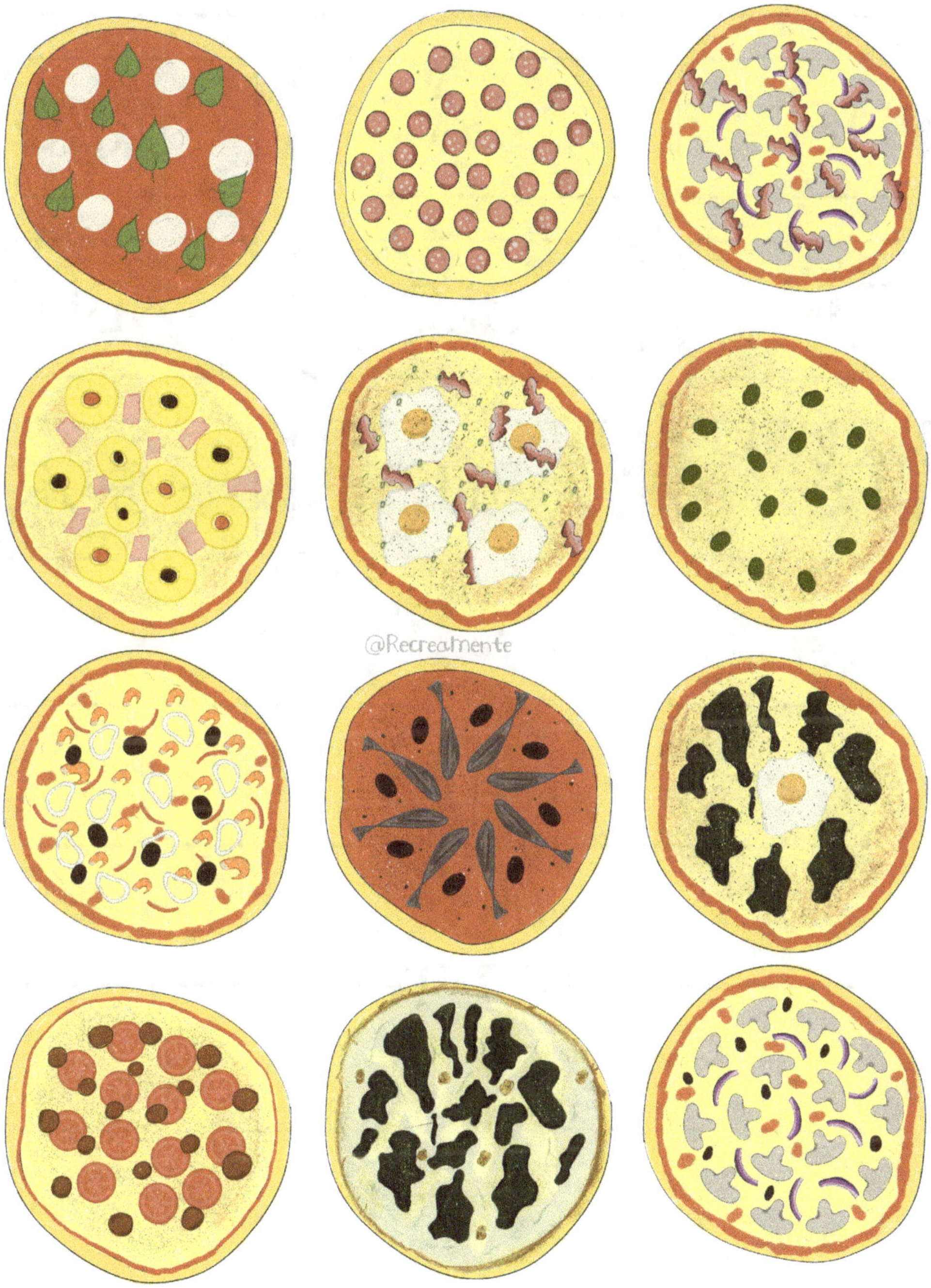

Puedes recordar el orden en el que aparecieron? Cólocales un número de acuerdo al orden observado.

65

PALABRAS PARTIDAS

Encuentra las palabras escondidas aquí. Son todas palabras de 2 sílabas. La primera parte de la palabra está en blanco, y la segunda parte está en gris. Escríbelas en los renglones que te dejo debajo. Pueden haber varias combinaciones.

CA	MA	TA
PUER	ZA	RRO
TA	BLE	BU
FÉ	QUE	SOR

@Recreamente

_____   _____

_____   _____

_____   _____

_____   _____

PALABRAS PARTIDAS

Encuentra las 6 palabras escondidas aquí. Son todas palabras de 3 sílabas. La primera parte de la palabra está en blanco, la segunda parte está en gris y la tercera está en negro. Escríbelas en los renglones que te dejo debajo. Sólo pueden utilizarse una vez.

SO	DO	CRU	BLO
GUIR	DAD	CEN	CIE
CE	LA	JIR	BRA
ES	DA	TA	NAL
PA	TE	PRO	SO

@Recreamente

-------------------   -------------------

PALABRA   GUIRNALDA

PROCESO   SOCIEDAD

DOCENTE   ESTABLO

PALABRAS PARTIDAS

Encuentra palabras escondidas aquí. Son todas palabras de 3 sílabas. Escríbelas en los renglones que te dejo debajo. Sólo pueden utilizarse una vez.

GUI	NEL	U	TOR
PA	PA	CO	DAD
CUL	TA	NI	ZA
TO	DOS	CI	RO
PA	RRA	RA	LÁM

_____   _____

_____   _____

_____   _____

_____   _____

SINÓNIMOS

En estas oraciones encontrarás palabras en negrita, que deberás reemplazar por una palabra sinónima (esto es, una palabra que signifique lo mismo pero sea diferente).
Ten cuidado de no cambiar el sentido del texto.

1) El gato **confiaba** en el salto que daría sobre el **techo** de la casa.

_____

2) Quien supiera **realizar** las clases de manera **adecuada**, sería el **indicado** para el puesto de gerente.

_____

3) Jeremías se **puso** el **delantal**, tomó los tomates, la lechuga y la zanahoria y se dispuso a **preparar** la ensalada.

_____

4) Quien supiera que Alejandra estaba **embarazada** no debía contarle absolutamente a nadie, pues planeaba **revelarlo** en la **fiesta** sorpresa del sábado.

_____

_____

5) Acaso no **escuchaste** los **ruidos** de ayer a la noche? Fue **imposible** dormir con los **ruidos** de los fuegos artificiales.

_____

_____

SINÓNIMOS

En estas oraciones encontrarás palabras en negrita, que deberás reemplazar por una palabra sinónima (esto es, una palabra que signifique lo mismo pero sea diferente).
Ten cuidado de no cambiar el sentido del texto.

1) Caía la noche **oscura** sobre aquella **ciudad** silenciosa.

_____

2) El verano se **avecinaba** rápidamente y aún no habían **decidido** cuál sería el lugar para vacacionar.

_____

3) Julieta se **miraba** en el espejo **aburrida**, ya no sabía qué más hacer para dejar de pensar en lo mal que le había ido en el **exámen** de lengua.

_____

4) La obra de teatro que había visto el fin de semana, aún **flotaba** en su **mente**. "Quisiera poder volver a verla"- pensó Guillermina. **Quizás** si **convencía** a Fernando, podría ir nuevamente este viernes.

_____

_____

5) La **celebración** fue un **éxito** rotundo. Todos los invitados estaban **exaltados** por lo **hermosa** que había sido. De seguro, no habría una **situación igual**.

_____

_____

A ORDENAR LOS LIBROS!

Piensa los movimientos que deberían hacer los objetos de tal manera que queden como te los dejo en el ejemplo. Teniendo en cuenta que:
- Sólo puedes mover un objeto a la vez.
- El objeto más grande nunca puede estar por encima de uno más pequeño
- Sólo el objeto que está por encima de todo puede ser movido y ubicado encima de otro o de un espacio vacío.

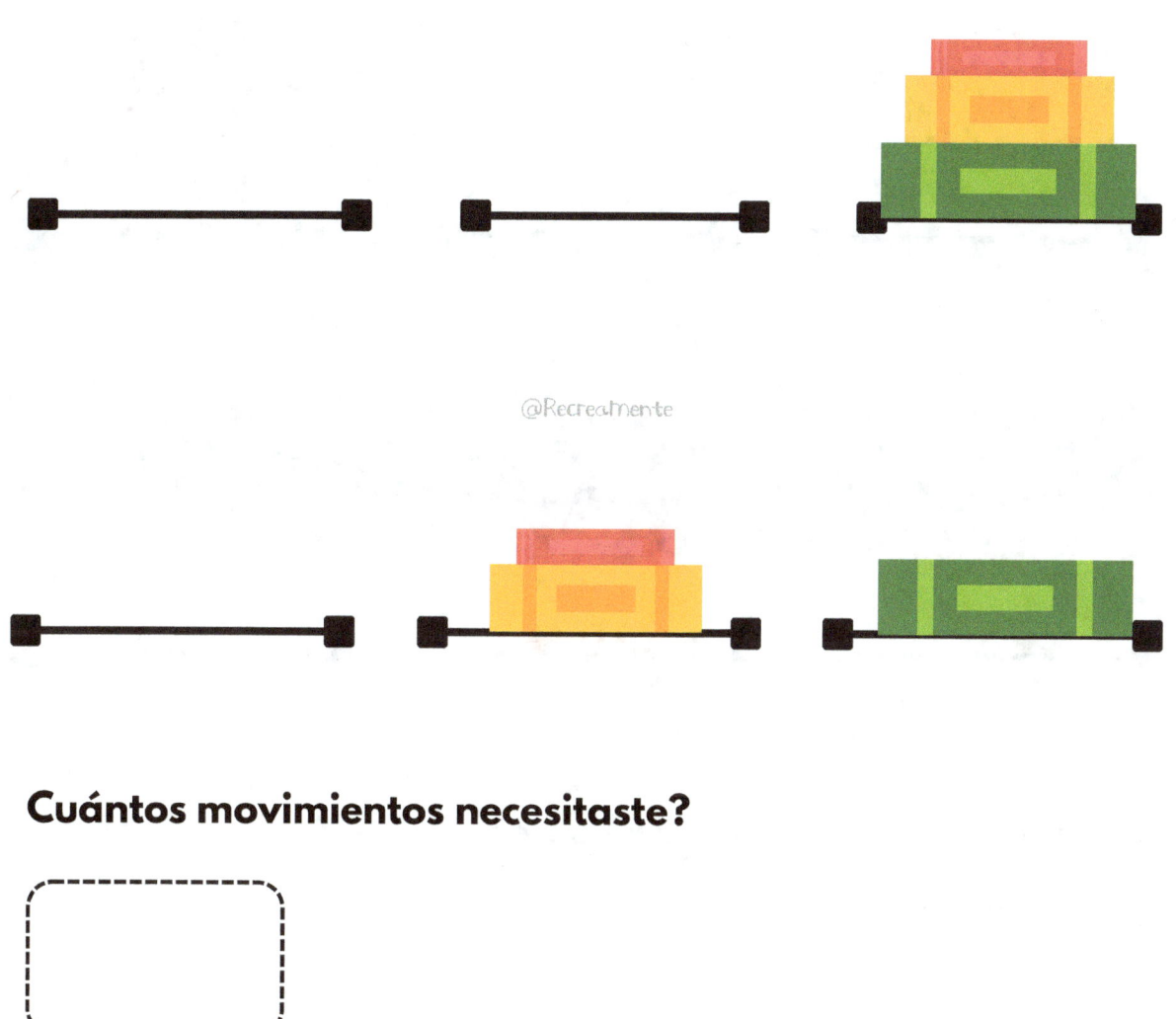

Cuántos movimientos necesitaste?

A ORDENAR LA COCINA!

Piensa los movimientos que deberían hacer los objetos de tal manera que queden como te los dejo en el ejemplo. Teniendo en cuenta que:
- Sólo puedes mover un objeto a la vez.
- El objeto más grande nunca puede estar por encima de uno más pequeño
- Sólo el objeto que está por encima de todo puede ser movido y ubicado encima de otro o de un espacio vacío.

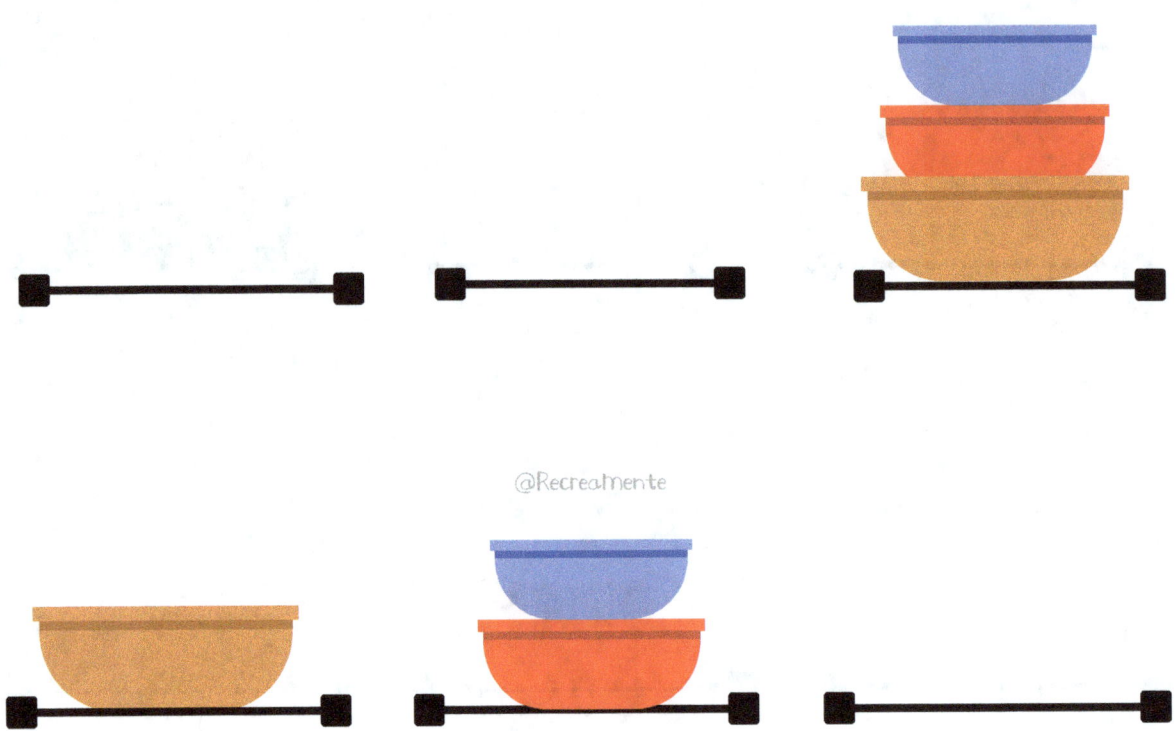

Cuántos movimientos necesitaste?

A ORDENAR LAS CAJAS!

Piensa los movimientos que deberían hacer los objetos de tal manera que queden como te los dejo en el ejemplo. Teniendo en cuenta que:

- Sólo puedes mover un objeto a la vez.
- El objeto más grande nunca puede estar por encima de uno más pequeño
- Sólo el objeto que está por encima de todo puede ser movido y ubicado encima de otro o de un espacio vacío.

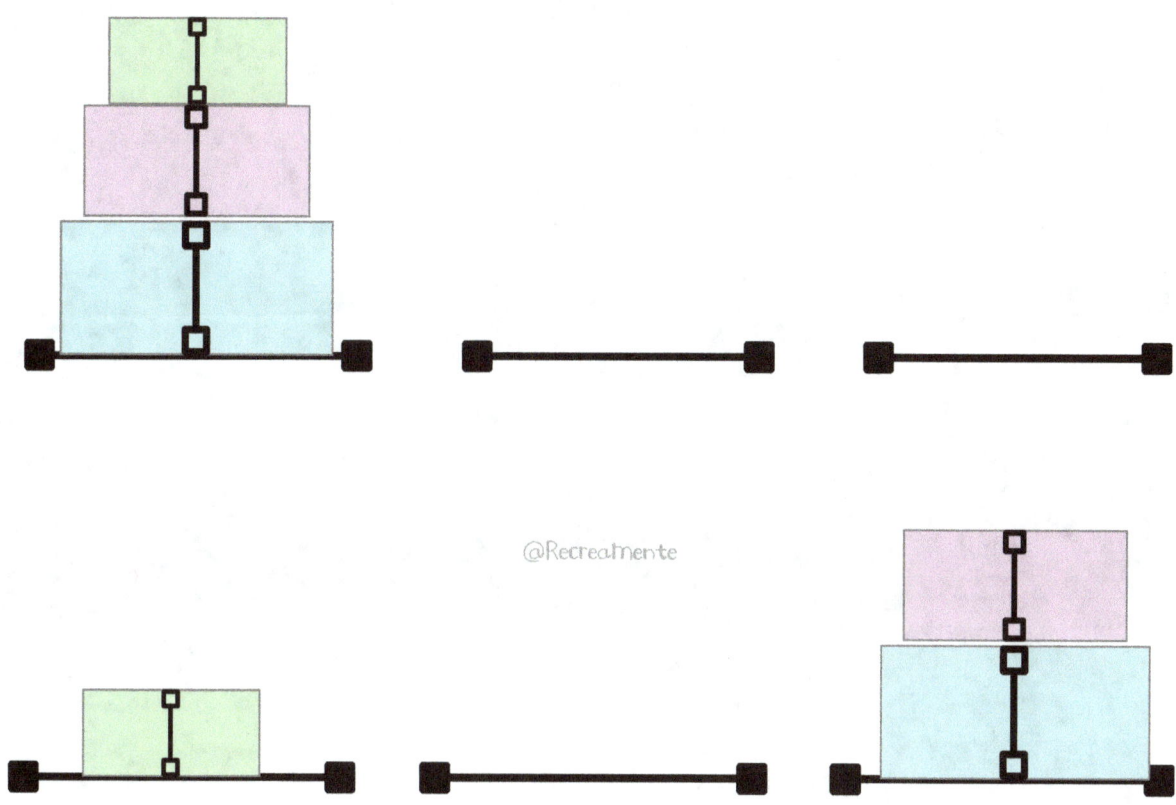

Cuántos movimientos necesitaste?

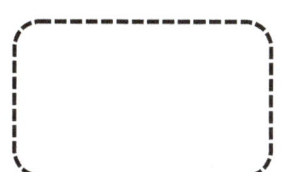

RESPUESTAS

SILABAS PERDIDAS

1

BLAN	CO	FRE
CUL	PA	DRE

••• COPA •••

2

CUA	TRO	PA
COR	TAR	DE

••• TROTAR •••

3

TRE	BOL	DO
PUL	SO	POR

••• BOLSO •••

4

CUL	PAR	TO
JA	QUE	SO

••• PARQUE •••

5

CAR	CEL	ULAR
PAR	DA	TIL

••• CELDA •••

6

AZU	FRE	CUENCIA
JU	GAR	BANZO

••• FREGAR •••

7

GRU	PAL	MERA
ABA	CO	MEDIA

····· PALCO ·····

8

TRIUN	FAL	DA
ACCE	SO	MERO

····· FALSO ·····

ESCALERA DE PALABRAS

1) VIL - VIAL - OLIVA - ALIVIO
2) DAR - DURA - CRUDA - CUERDA
3) ODA - BODA - DOBLA - BLANDO
4) AJO - SOJA - ROJAS - OREJAS
5) FIN - FINO - INFLO - FELINO
6) LEO - ELFO - FLOTE - TEFLÓN

SINÓNIMOS

ELEGIR: ESCOGER
FASTIDIO: ABURRIIMIENTO
ILUMINAR: ACLARAR
PRESENTAR: MOSTRAR
ARDUO: DIFÍCIL
DISENTIMIENTO: DISENSO
HAMBRIENTO: FAMÉLICO
PRESA: CAPTURA
ADHESIÓN: UNIÓN
GRANDEZA: MAGNANIMIDAD

LA PALABRA PERDIDA

LLAVE - TRIBU - YERNO - PLOMO - JARDÍN - CENIZA - VOLVER - COLEGA

PIRÁMIDE MATEM,ÁTICA:

1) 85
2) 34
3) 216
4) 89
5) 24
6) 58
7) 9
8) 39
9) 5
10) 21
11) 140
12) 50
13) 497
14) 57
15) 14
16) 543

4 IMÁGENES = 1 PALABRA:

- AGUA
- RUIDO

SIGUE EL CAMINO:

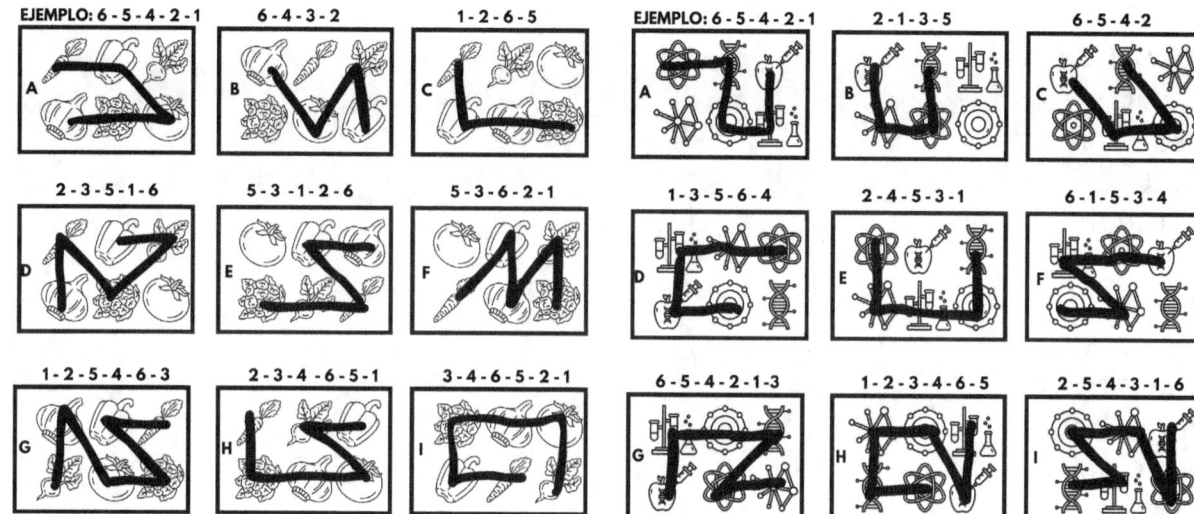

HOMÓNIMOS:
MANTA
SECO/A
CANTO
SAL
BIEN
CARPA
DADO
COLA

MULTIPLICA EN COORDENADAS:

	X 5	X 8	X 3	X 4
12	60	96	36	48
25	125	200	75	100
49	245	392	147	196
78	390	624	234	312
93	465	744	279	372

	X 15	X 22	X 12	X 62
120	1800	2640	1440	7440
254	3810	5588	3048	15748
322	4830	7084	3864	19964
128	1920	2816	1536	7936
412	6180	9064	4944	25544

LETRAS EN COMÚN:
1) CUSTODIAR
2) ARTÍCULOS
3) ASTURIÓN
4) CONSTRUÍA
5) ÁRTICO
6) CINTURAS

1) PUBLICITAR
2) DUPLICATURA
3) EUCALIPTO
4) APICULTOR
5) MULTICARA
6) CUARTIL

SOPA DE DIBUJOS:

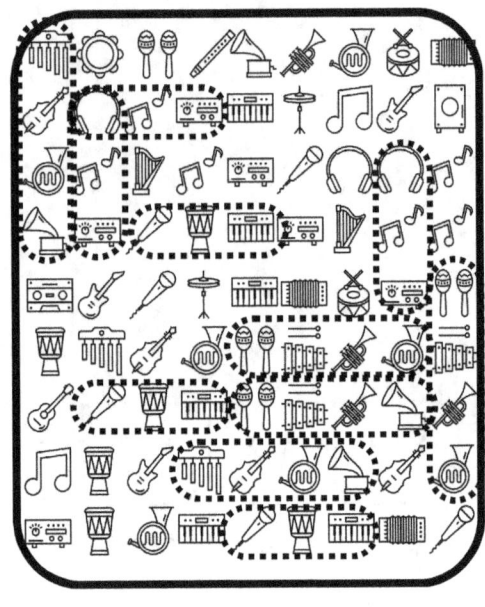 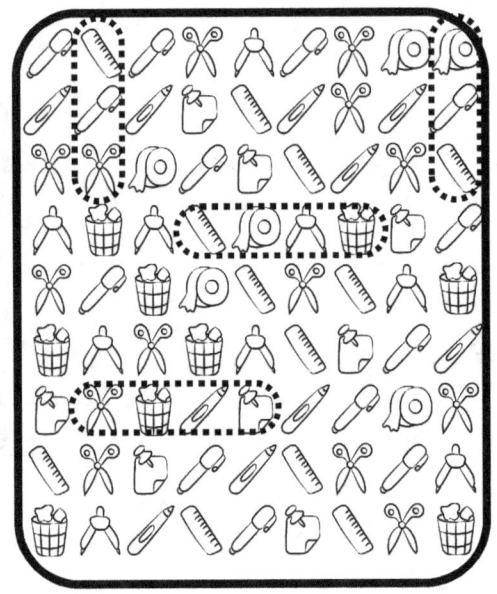

MITADES:

1-D	1-C
2-B	2-D
3-A	3-A
4-C	4-B

LABERINTO MATEMÁTICO:

INICIO	2	4	6	7	8	10
4	2	6	8	10	12	16
12	10	8	8	10	12	14
14	16	20	12	12	16	18
16	18	20	22	20	22	24
20	20	24	24	22	24	26
22	24	26	26	30	28	28
30	28	30	28	30	32	34
32	32	34	36	32	36	SALIDA

INICIO	5	10	10	20	25	30
10	15	15	15	20	30	40
5	25	20	25	45	40	45
25	20	25	30	40	45	50
30	35	30	35	65	50	75
45	40	30	30	75	60	65
40	45	50	75	70	75	80
45	55	55	60	65	75	85
50	60	65	70	75	85	SALIDA

INICIO	7	21	28	42	49	63
7	14	21	28	35	42	49
14	14	56	49	42	56	63
28	21	35	42	49	56	63
56	49	42	42	56	77	70
70	63	77	84	70	84	91
84	77	84	91	98	91	84
91	98	84	97	105	98	105
98	105	85	98	105	99	SALIDA

CUBOS TRIDIMENSIONALES:

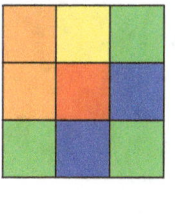
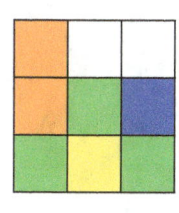
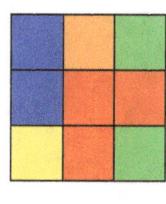
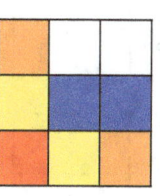

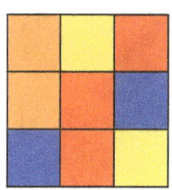
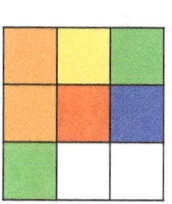
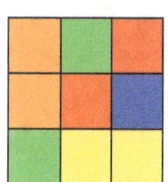
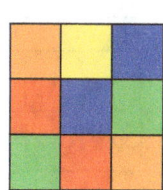

CUBOS TRIDIMENSIONALES:

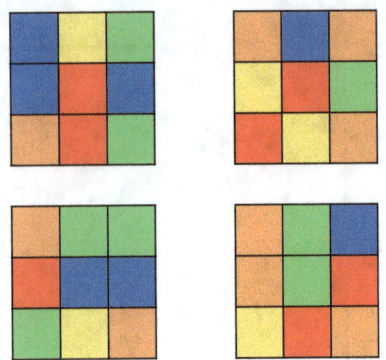

ADELANTE Y ATRÁS:

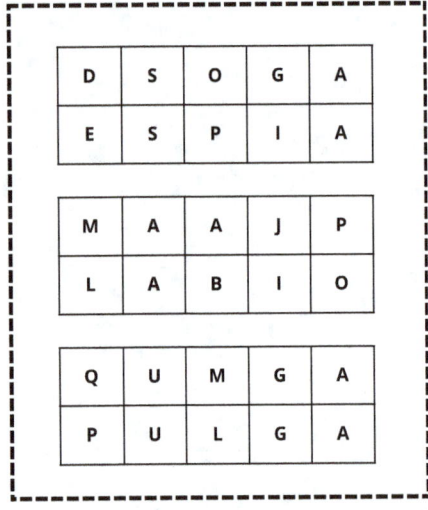

D	S	O	G	A
E	S	P	I	A

M	A	A	J	P
L	A	B	I	O

Q	U	M	G	A
P	U	L	G	A

Q	P	S	T	D
P	O	S	T	E

O	M	U	M	A
P	L	U	M	A

H	O	L	O	T	P
G	O	L	O	S	O

Z	B	S	I	F	P
A	B	R	I	G	O

D	F	A	B	S	D
D	E	B	A	T	E

D	M	I	W	I	R
E	L	I	X	I	R

PALABRAS PARTIDAS:

1) Puede haber múltiples respuestas, de acuerdo a las combinaciones que elijan.
2) DOCENTE - PALABRA - PROCESO - ESTABLO - SOCIEDAD - GUIRNALDA.
3) Puede haber otras palabras, pero las pensadas fueron:
TORCIDOS - LÁMPARA - CORONEL - ZAPATO - UNIDAD - GUITARRA.

A ORDENAR LOS LIBROS:

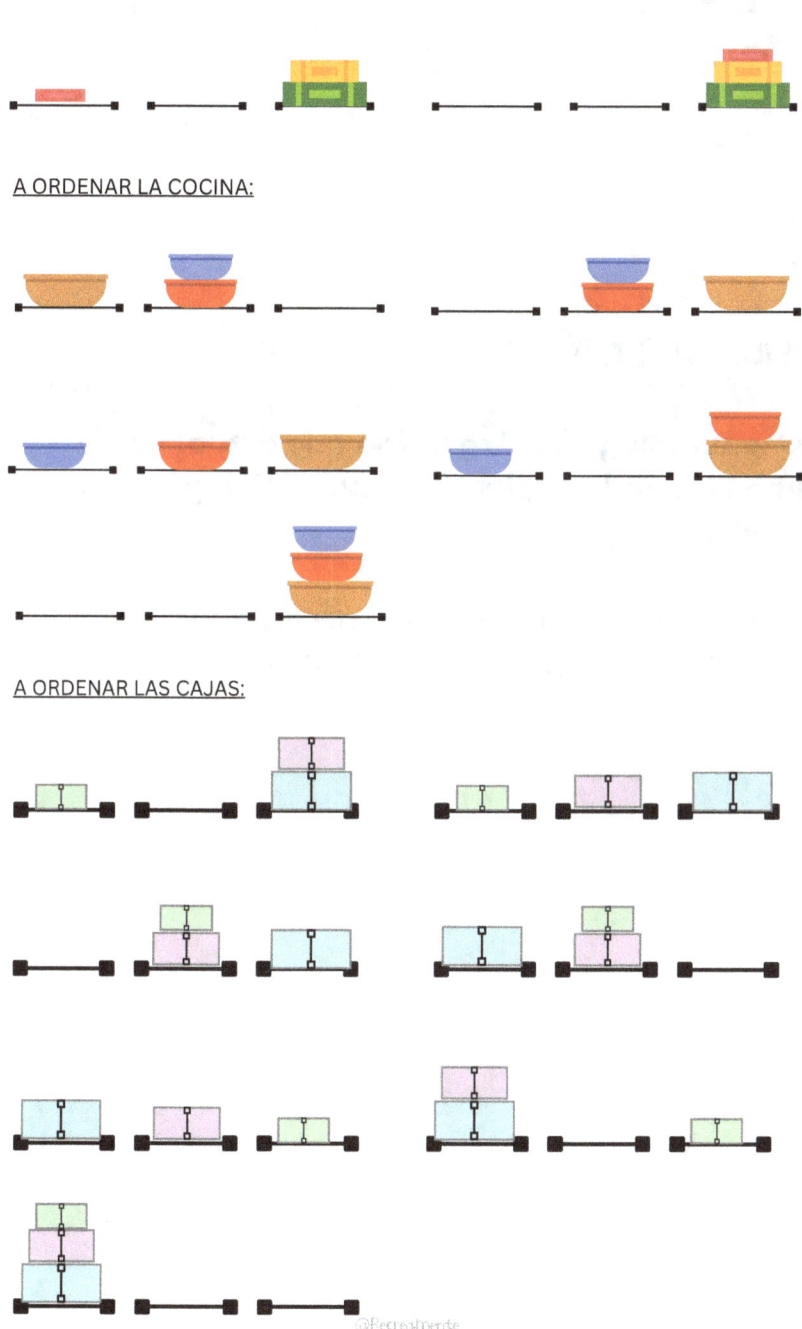

A ORDENAR LA COCINA:

A ORDENAR LAS CAJAS:

ACERCA DE LA AUTORA

Luisella Guerrero es una fonoaudióloga de Argentina que actualmente tiene su Instagram @Recreamente donde explora la fonoaudiología desde la creatividad y el juego.

Todas las imágenes utilizadas en este cuadernillo corresponden a imágenes de CANVA PRO, Freepik.com y/o Flaticon.

www.ingramcontent.com/pod-product-compliance
Lightning Source LLC
Chambersburg PA
CBHW062226220526
45471CB00009B/3364